AF613314

TRAITEMENT
DES MALADIES,

D'APRÈS

LA MÉTHODE PURGATIVE

DE

LEROY-PELGAS ET SIGNORET.

FAITS DE PRATIQUE.

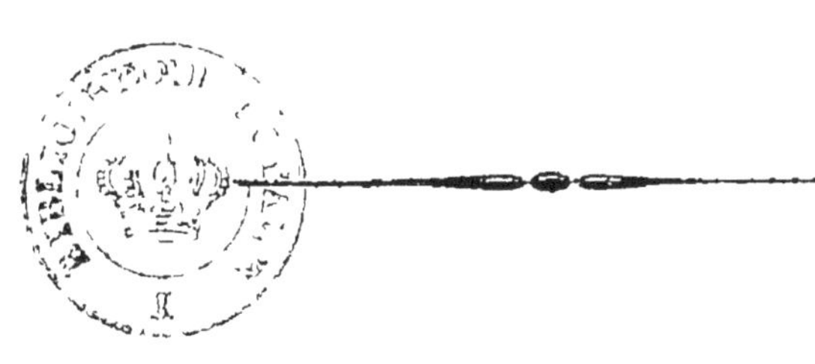

PARIS,
AU CABINET DE CONSULTATIONS,
RUE DE SEINE, N° 49.

1842.

AU LECTEUR.

Il y a une soixantaine d'années qu'un modeste praticien de l'Anjou pensa, contre les opinions reçues jusqu'alors, que la cause des maladies agissait d'abord sur les fluides, les altérait et amenait par cette altération tous les troubles fonctionnels que nous appelons maladies. Et il ajouta, comme déduction nécessaire de cette manière de concevoir les dérangemens de la santé, que le traitement devait avoir pour but de chasser, d'expulser la cause morbide et les fluides altérés, c'est-à-dire qu'il fallait purger.

L'observation pratique vint confirmer le jugement de ce praticien. Il obtint à l'aide de la purgation des résultats si satisfaisans qu'il crut pouvoir proclamer comme vérité que les maladies sont dues à l'altération des fluides, et que le traitement le plus rationnel consiste à purger, afin de purifier les humeurs du principe qui les a viciées, altérées.

La théorie de Pelgas (c'est le nom de ce praticien) ne fut point adoptée par ses confrères; elle fut, au contraire, généralement repoussée, et l'on peut dire que jamais système médical ne fut l'objet d'une opposition aussi vive, aussi unanime que le système ou la méthode de Pelgas. Le Roy, son élève, fut le seul qui se déclara ouvertement son partisan et son défenseur. Plein des idées de son maître et convaincu de plus en plus par l'observation pratique de chaque jour, que la purgation était le meilleur moyen de combattre les maladies, il se voua, avec l'ardeur et l'enthousiasme d'une âme fortement pénétrée, à la propagation d'une méthode qu'il regardait comme la plus parfaite de toutes celles imaginées jusqu'alors. Sans lui elle serait morte avec son auteur.

Nous ne parlerons point de l'opposition en quelque sorte systématique qu'a éprouvée la méthode évacuante, mieux connue aujourd'hui sous le nom de Médecine curative ou de Le Roy. Nous n'entretiendrons pas non plus le lecteur des tracasseries sans nombre dont ce praticien a été l'objet; nous dirons seulement que pour continuer son œuvre de propagation il a eu besoin de tout le courage et de toute la persévérance que donnent la conviction, l'amour de la vérité et le désir d'être utile à ses semblables. Nous ajouterons encore, pour faire mieux comprendre combien ce courageux praticien a eu d'obstacles à vaincre et combien était grande l'opposition contre laquelle il luttait, que les pharmaciens, dans la crainte d'encourir la disgrâce de tous les médecins ligués contre la nouvelle doctrine, refusaient de préparer les médicamens qu'il ordonnait, et qu'il fut obligé, pour traiter ses malades selon ses idées et sa conscience, de préparer lui-même les médicamens qu'il prescrivait; il fut forcé par là de faire tout à la fois la médecine et la pharmacie. Eh bien! Le Roy a triomphé de tous les obstacles suscités par la prévention et l'esprit de système, et grâce à sa tenace persévérance la méthode évacuante s'est propagée avec un tel succès dans les deux mondes, que les médecins de tous les pays ont changé leur manière de traiter les maladies, sont revenus ou reviennent à l'usage des évacuans, mais sans avouer que ce sont les heureux résultats de la méthode de Le Roy qui ont changé leurs idées médicales.

Nous ne pouvons mieux faire pour prouver ce que nous disons que de citer les lignes suivantes, extraites de la préface de la seconde édition d'une thèse soutenue devant la Faculté de Paris, le 23 août 1839, par M. le docteur Guibert.

L'auteur, après avoir prouvé que le remède de Le Roy convient tout aussi bien dans les pays froids que dans les pays chauds, ajoute :

« C'est, au reste, ce que savent très bien en France et » surtout à Paris, plus d'un médecin pour qui les effets » de ce remède ont été un objet d'étonnement et de mé» ditations, et une cause de progrès... Pourquoi n'ont» ils pas été aussi pour eux une occasion de réparation » du tort qu'on avait eu envers Le Roy? envers ce res» pectable vieillard qui est près de descendre dans la » tombe, pardonnant à ses ennemis et emportant les re» grets et les bénédictions des pauvres de son canton, aux» quels il n'a cessé de donner gratuitement des conseils et » des médicamens pendant plus de trente ans; envers » cet homme digne de l'estime et du respect des méde» cins consciencieux, *pour avoir soutenu et propagé en* » *France et à l'étranger la méthode des évacuans*, à une » époque où vous, Messieurs de la Faculté et de l'Aca» démie de Médecine, qui imposez au monde et aux » jeunes médecins par votre autorité, vous aviez *presque* » *tous* abandonné ce mode de traitement, recommandé » cependant depuis deux mille ans par tous les grands » maîtres de l'art...

» Ne dois-je pas, dès-lors, me féliciter dans l'intérêt » de mes malades, d'être venu un peu tard à votre école; » car dans ma première jeunesse vous m'auriez très pro» bablement entraîné dans la fausse route que vous » avez longtemps parcourue. Vous avez beau dire que » vous avez marché avec la science; la science, en Eu» rope, a marché sans la plupart d'entre vous, et mal» gré la plupart d'entre vous; ici, vous vous étiez pres» que tous égarés, et vous condamniez sans pitié tous » ceux qui ne voulaient pas vous suivre.

» Vous le reconnaissez vous-mêmes tous les jours; » vous réparez aujourd'hui dans vos nouvelles éditions » le tort que vous avez fait à la science dans les livres » que vous avez publiés autrefois. Plût à Dieu que vous » pussiez réparer aussi facilement le tort que vous avez » fait à l'humanité... Vous ne le pouvez pas, eh bien!

» rentrez en vous-mêmes et que de pénibles pensées vous » rendent à l'avenir plus réservés dans vos écrits et plus » justes dans vos jugemens... »

Oui, certainement, c'est aux bons effets de la médication évacuante d'après la méthode de Le Roy-Pelgas, qu'est due la nouvelle révolution médicale à laquelle nous assistons; ce sont les nombreuses guérisons obtenues par cette méthode, et dans des cas souvent désespérés, qui ont rappelé l'attention des médecins sur l'emploi des purgatifs, presqu'entièrement abandonnés depuis long-temps; et le volumineux recueil de faits de pratique publié et réimprimé tant de fois par Le Roy-Pelgas, a beaucoup contribué au changement qui s'est opéré dans les idées médicales.

Dans nos Considérations générales sur l'état de la médecine, dans notre Exposition de la Méthode Purgative, nous avons cherché à populariser autant que possible le moyen de traitement que nous regardons comme le plus rationnel et le plus efficace, en même temps que nous avons voulu rendre à Le Roy-Pelgas la justice qui lui est due et qu'on lui refuse. Pour compléter notre tâche, il nous reste à publier les faits qui prouvent l'efficacité de la purgation; pour cela nous faisons un appel aux personnes qui doivent l'amélioration de leur santé à la méthode purgative, et nous les prions au nom de l'humanité de nous adresser la relation de leur maladie et de leur traitement. C'est un devoir pour elles de faire connaître à ceux qui souffrent les moyens par lesquels ils peuvent recouvrer la santé, ou au moins calmer leurs souffrances.

FAITS DE PRATIQUE.

N° 1. AFFECTION DES OS, CARIE DES COTES, ETC.

Paris, 10 juin 1839.

A Monsieur SIGNORET, *docteur en médecine, collaborateur de* M. LE ROY.

MONSIEUR,

Je dois une guérison tout-à-fait inespérée à l'usage que j'ai fait de la méthode curative de M. Le Roy. La justice et la reconnaissance me font en conséquence un devoir de rendre hommage à la vérité, et c'est pour m'en acquitter que je me propose de vous donner, sur ma maladie et sur mon traitement, une notice détaillée, dont je vous autorise à faire ainsi que de ma signature tel usage que vous jugerez utile au bien de l'humanité souffrante. Si je m'estime heureux que l'on m'ait fait connaître l'efficacité d'un remède auquel je dois la conservation de ma vie, je m'estimerais également heureux que mon exemple pût contribuer, en quelque chose, à faire jouir du même bienfait ceux qui viendraient à se trouver dans la pénible position où je me suis trouvé.

En vous adressant cette attestation, j'ai encore la satisfaction de vous l'offrir, Monsieur, comme un témoignage de la reconnaissance que je vous dois aussi à vous-même. Je vous ai en effet des obligations de la bonté que vous avez eue de répondre à une lettre que, pendant le cours de mon traitement, j'avais écrite à M. Le Roy pour lui exposer mon état de souffrance et lui demander des avis à cet égard; car, par votre réponse, pleine de bons conseils et de puissans motifs d'encouragement, vous avez réellement contribué à ranimer et à soutenir mon courage et à me faire persévérer dans l'usage d'un remède qui m'a enfin délivré des maux les plus affreux.

Je ne saurais caractériser le genre de cette cruelle maladie à laquelle j'ai été en proie pendant près de deux ans; je dirai seulement que c'était un mal local qui m'affectait tout le côté droit, et que les médecins, après avoir cru d'abord que c'étaient des dépôts, dont le foyer devait se trouver dans les intercostaux ou bien dans la poitrine, ont fini par s'accorder à dire que ce mal du côté était le résultat d'une carie existant aux côtes.

Mais afin de rendre cette notice plus complète et de vous mettre par là sur la voie de mieux reconnaître jusqu'où pouvait remonter l'origine du mal qui en fait l'objet, je commencerai par vous faire l'exposé succinct de diverses maladies antérieures dont cette terrible affection du côté n'est peut-être que la suite et le dénoucment; ce qui, du moins, à mon avis, l'indiquerait assez, c'est que 1° je ne m'en étais jamais trouvé parfaitement remis, et que, en second lieu, elles ont toujours eu aussi pour siége principal la poitrine ou le côté droit.

Je remonterai jusqu'en 1830, quoique ce soit reprendre les choses d'un peu loin. A cette époque, j'eus une pleurésie bien caractérisée par tous les symptômes, notamment par une douleur excessive dans le côté droit. La saignée, les sangsues, un vésicatoire apposé sur la poitrine, tel fut le traitement curatif. Or, ai-je pu me croire radicalement guéri, lorsque depuis je ne me suis jamais plus senti la même ardeur ni la même force pour le travail? Malgré un état bien sensible de malaise, je pus néanmoins continuer mes études que je faisais alors.

En 1833, j'éprouvai une grave affection de poitrine qui me fit regarder comme *pulmonique* et traiter comme tel. Elle se déclara par une toux qui prit bientôt un caractère de plus en plus alarmant, et par un crachement de sang qui dura plusieurs semaines, et se convertit ensuite en une expectoration de matières épaisses et presque continuellement rougeâtres; il me restait alors une année à passer au séminaire, et ce ne fut pas sans peine que je pus la finir, car pendant plus de six mois je fus extrêmement mal. Fatigué, jour et nuit, par une toux violente et continuelle, je n'avais ni repos ni sommeil. A force de soins il s'opéra néanmoins un peu de mieux dans mon état, de sorte que je pus reprendre mes occupations.

L'année suivante, je retombai très subitement et très gravement malade. Le médecin que j'avais appelé, soupçonnant que la poitrine pouvait être attaquée, voulut l'examiner. Il reconnut qu'elle était réellement malade et que le poumon droit était beaucoup plus affecté que l'autre. Je crois donc qu'il est bon de prendre note de cette observation et de la rapprocher de l'accident qui est survenu depuis au côté. Il en sera de même du fait suivant: pendant les trois premiers mois de ma convalescence qui fut très longue, il ne me fut jamais possible de rester couché sur le côté droit, parce que, dans cette position, j'éprouvais une douleur excessive avec une toux suffocante, toujours accompagnée d'une abondante expectoration. Il est une observation d'un autre genre qui se rattache à cette maladie et que je ne crois pas devoir omettre, car si elle est étrangère au but de ces notions préliminaires, elle me semble au moins offrir une preuve des bons résultats de la purgation dans l'état maladif. Voici le fait: Au moment où on me croyait dans un état désespéré, il me survint des évacuations naturelles qui, pendant huit jours, se répétèrent fréquemment malgré les remèdes employés pour les faire cesser. Or, je crois que ce fut là ce qui me sauva, et c'était une crise heureuse de la nature qui cherchait à se débarrasser des matières corrompues qui causaient ma maladie. Ce qui m'autorise à le croire, c'est qu'à mesure que ces évacuations se produisaient, je sentais diminuer progressivement mes souffrances qui se terminèrent avec ces accidens. J'en fis alors la remarque, mais elle donna lieu à un triste pressentiment ; on crut que l'excès du mal me faisait perdre le sentiment de la douleur, et que l'absence en moi de ce sentiment était un signe évident de ma mort prochaine, ce qui me fut exprimé en termes formels. Cependant le mieux se soutint, mais il n'alla pas jusqu'à un rétablissement complet ; car, depuis, j'ai toujours été souffrant et plus ou moins gravement indisposé. Ma santé ne me permettant plus de reprendre les fonctions du saint ministère où j'étais employé depuis peu de temps, lorsque cette maladie vint me surprendre, j'acceptai une éducation particulière dont les occupations étaient plus compatibles avec mon état maladif ; j'entrai alors chez M. d'Huglcville et j'y suis toujours resté depuis, même pendant ma maladie. Telles sont les observations que j'avais à présenter d'abord. Il ne m'appartient pas de décider si elles sont de nature à faire voir quelqu'analogie entre ces diverses maladies et celle dont il me reste à parler ; il me suffit de vous les avoir exposées. Vous jugerez de leur importance à cet égard.

J'arrive maintenant à cette terrible affection du côté qui fait l'objet spécial de cette notice. Elle se déclara au commencement de l'année 1837, par une tumeur qui s'éleva sur les fausses côtes, et qui ressemblait à une glande, tant parce qu'elle en avait la forme et le volume que parce qu'il n'y avait ni douleur ni inflammation ; seulement quand elle était très fortement pressée, j'y éprouvais comme le sentiment d'une piqûre très aigüe. Peut-être existait-elle déjà depuis quelque temps, lorsque je m'en aperçus. Ce qui me porte à le croire, c'est que six semaines ou deux mois après que je l'eus remarquée, elle n'avait guère augmenté non plus que la douleur. Je ne m'étais pas pressé de consulter à cet égard, parce que depuis longtemps habitué à la souffrance, il me semblait indifférent d'avoir une petite incommodité de plus ou de moins, et que je regardais, d'ailleurs, cet accident comme peu sérieux. Le médecin que je consultai ne fut pas de cet avis, et il avait bien raison. Il commença par faire appliquer de la potasse caustique sur cette tumeur afin d'en faire l'ouverture. Cette opération se fit au mois de février et donna issue à une matière blanchâtre, très épaisse et en quantité disproportionnée en apparence avec le volume de la tumeur, qui n'était guère que de la grosseur d'un œuf. Peu de jours après, on reconnut l'existence d'un trajet fistuleux qui s'avançait à l'intérieur entre les côtes. Cette plaie est restée ouverte pendant plus de vingt mois, et elle a constamment fourni une abondante suppuration de matières qui ont toujours paru de bonne nature. Une chose digne d'être remarquée, c'est que, avant l'ouverture de cette tumeur, le mal de côté ne me faisait pas souffrir au point de m'empêcher de travailler ni de vaquer à mes affaires, au lieu qu'à partir de ce moment mes souffrances, devenues soudainement affreuses, ne m'ont plus permis de me livrer à aucun genre d'occupation, et tant que la plaie est restée ouverte, j'ai toujours eu le corps tout courbé par les douleurs, et incliné du côté droit, tellement qu'il m'était physiquement impossible de me tenir droit un seul instant.

Quant au traitement, il consista uniquement pendant les six premiers mois dans la cautérisation qui se faisait presque tous les jours, au moyen d'une solution de nitrate d'argent et quelquefois d'alun ou de sulfate de fer, solution que l'on injectait dans la plaie avec une petite seringue ou que l'on y portait à l'aide d'un pinceau. Le but que l'on se proposait par là, c'était de faciliter la cicatrisation de la plaie en détruisant les chairs fongueuses qui s'y renouvelaient sans cesse. Malheureusement ces opérations ne produisaient pas l'effet qu'on en attendait. La suppuration continuant toujours, malgré tous les remèdes propres à la faire cesser, fut regardée comme étant entretenue par une carie osseuse, et on jugea qu'il aurait fallu mettre les côtes à découvert pour en retrancher les parties altérées. Mais cette opération n'étant pas sans danger, mon médecin me parut désirer qu'il fût possible de s'en dispenser. Voulant donc attendre quelque temps encore, il me conseilla d'aller passer les vacances à la campagne, et de laisser agir la nature pendant ce temps-là afin de voir à mon retour quelle tournure le mal aurait prise, et d'agir alors en conséquence.

Je partis donc pour Hugleville, campagne de M. d'Hugleville, dans les environs de Rouen. C'était dans la dernière quinzaine du mois d'août. Bientôt le mal fit de tels progrès qu'il me fut absolument impossible de revenir à Paris après les vacances. En effet, au mois de septembre il me survint au côté malade et un peu au-dessus de la plaie un dépôt qui se développa rapidement et qui avait au moins trois pouces de diamètre à sa base, et plus d'un pouce d'élévation. Il y avait beaucoup d'inflammation et des élancemens affreux qui me faisaient jeter les hauts cris. L'ouverture s'en fit avec la lancette, et il en sortit en grande quantité des matières blanchâtres moins épaisses que celles de la première tumeur, et qui parurent également de bonne nature. Cette tumeur cachait, comme la précédente, un trajet fistuleux qui communiquait à l'intérieur avec le premier. La peau, détachée des côtes par ce dépôt, fut plus de six mois sans s'y reprendre; elle devint brune et se cribla par la suite d'une douzaine de petites plaies qui s'y formèrent d'elles-mêmes.

Au mois de mars 1838, un nouveau dépôt vint encore ajouter à mes souffrances déjà si affreuses. Celui-ci, placé encore au même côté, mais presque sur le creux de l'estomac, s'était annoncé au moins quinze jours d'avance, non par une apparence de tuméfaction, mais par un point rouge qui se laissait apercevoir dans les chairs à travers la peau et par le sentiment d'une piqûre très aiguë ou d'un pincement très douloureux que j'y éprouvais. Lorsque la tumeur parut elle se développa très rapidement et acquit un volume presque aussi considérable que la dernière ; il y avait également de l'inflammation et des élancemens affreux. Comme cette tumeur était oblongue et placée verticalement, le médecin fut obligé de l'ouvrir en deux endroits : d'abord à la partie supérieure parce qu'il s'y était formé un point saillant par où elle semblait vouloir s'abcéder, et ensuite à la base, afin de donner issue à toutes les matières renfermées dans le sac. J'eus donc alors au côté quatre plaies faites par le fer, et ces plaies, qui avaient communication entre elles par-dessous les côtes, rendaient des matières en si grande abondance que je les faisais ruisseler chaque fois que je me pressais un peu fortement le côté avec la main. Le médecin que j'avais appelé pour ouvrir le dépôt survenu cinq mois auparavant ne pouvant pas venir dans cette circonstance, j'avais été obligé d'en appeler un autre qui fit l'opération de la manière que je viens de dire. Celui-ci, après avoir sondé les plaies, qu'il reconnut être très profondes, pensa aussi que les côtes étaient affectées. Je lui demandai s'il pensait qu'elles fussent attaquées de la carie. « Le nom, dit-il, ne » fait rien à la chose ; mais tout ce qui me paraît bien certain, » c'est que les os sont malades. Quant au traitement, ajouta-il, » il n'y a rien à faire. L'art ne peut rien pour vous dans la » position où vous vous trouvez. S'il lui restait dans ce cas » quelque secours à vous procurer, il faudrait vous dépouiller » les côtes pour en retrancher toutes les parties gâtées ou al- » térées. Mais cette opération est impossible, attendu que le » côté tout entier est affecté et qu'il serait de la dernière im- » prudence de mettre toutes les cavités à découvert. » Il m'engagea donc à prendre patience et à attendre tout du secours de la nature, « qui, ajouta-t-il encore, a dans bien des cas » mille ressources inconnues à l'art. » Tel fut son sentiment sur ma position. De plus, toutes les personnes qui me voyaient alors croyaient bien aussi que je n'offrais plus d'espoir de guérison, comme elles m'en ont fait l'aveu bien des fois depuis. Or, à l'époque où survint ce dernier dépôt, j'avais déjà entrepris le traitement de la médecine curative dont j'avais eu connaissance de la manière que je vais dire.

Quelque temps après mon arrivée à la campagne, le jardinier du château d'Hugleville me proposa la méthode avec un volume de faits de pratique, et m'engagea à en lire quelque chose. Outre que je n'étais guère en état de le faire, j'en étais encore détourné par je ne sais quelle idée de n'y trouver rien de solide ni rien d'utile pour moi. Cependant la curiosité l'emporta à la fin sur la prévention. Je lus quelques pages de cet ouvrage, et bientôt les principes qui s'y trouvent développés firent sur mon esprit une telle impression que je crus reconnaître, autant que mes lumières me permettaient d'en juger, que le genre de traitement indiqué par cette méthode, loin de m'être nuisible dans ma position, ne pouvait au contraire que m'être très salutaire. De plus, sur ces entrefaites, j'entendis parler de guérisons obtenues par l'emploi de cette méthode, même dans des cas désespérés. Les faits étaient bien authentiques ; ceux qui me les rapportaient en avaient été témoins, et d'ailleurs en rendant ce témoignage ces personnes étaient bien éloignées d'être entraînées par leur enthousiasme pour ce genre de traitement, car les faits qu'elles me citaient semblaient bien plutôt les étonner que les convaincre de l'efficacité de ces remèdes, qu'elles s'obstinaient encore, je ne sais pourquoi, à regarder comme nuisibles et comme devant avoir ordinairement les plus fâcheux résultats. Pour moi, j'avoue que dès-lors je ne pus résister à l'évidence. Je raisonnai ainsi : les remèdes de la méthode curative ont guéri, le fait est sûr, une infinité de malades, dont quelques-uns entre autres étaient regardés et abandonnés comme incurables par les plus célèbres médecins de Londres et même de Paris. Or, ces remèdes n'ont pu perdre de leur efficacité, on ne saurait dire ni même penser que quelqu'un ou quelque chose ait pu les en priver ; donc ils peuvent opérer encore d'autres guérisons. Je croyais que ce raisonnement était bon ; cependant on y a vu deux vices que je n'y apercevais pas et que l'on m'a signalés.

D'abord on m'a dit que la conclusion était trop large. Maintenant que mon raisonnement m'a conduit à un bon résultat, on ne nie pas le fait, on ne prétend pas non plus que le principe soit faux et que j'aie eu tort de raisonner de la sorte relativement aux cas de maladies très graves réputées incurables, semblables à celle à laquelle j'étais en proie, cas où, en un mot, convient la méthode curative ; mais on soutient, je l'ai entendu, on soutient que mon raisonnement ne serait pas juste s'il s'agissait de maladies moins graves parce que dans ce cas la méthode curative ne convient nullement.

Comme on ne m'a pas démontré ni même indiqué la raison de cette différence, je persiste à croire que la conséquence de mon raisonnement est juste, et à l'objection je réponds : *Qui peut le plus peut le moins.*

La deuxième objection attaque le principe. On dit que de même que l'on cite les cas où la médecine Le Roy a été favorable, si l'on citait ceux où elle a été pernicieuse, nuisible et produisant les plus grands maux, le résultat de ces investigations ne serait pas à l'avantage de la méthode curative. A cela je réponds que si on n'a pas recueilli ces faits, la chose en valait pourtant bien la peine ; mais qu'alors la preuve manque et l'hypothèse est toute gratuite, et que conséquemment en l'absence des faits à l'appui, la probabilité est provisoirement acquise par les faits à l'hypothèse contraire. Bien pardon, monsieur, de cette longue digression ; je ne prétends pas par là défendre les principes de la méthode curative, cela ne m'appartient pas ; mais je tiens à défendre le raisonnement qui m'appartient. Si je ne l'ai pas bien défendu par des raisons, je le ferai mieux sans doute par les faits qu'il me reste à citer à l'appui.

Je reprends la suite de ma narration. A l'époque dont je parlais, c'est-à-dire à l'époque où survint le dernier dépôt, j'avais entrepris le traitement de la médecine curative et j'en étais à la quarantième dose environ. Quoique je n'en eusse jusque-là éprouvé aucun soulagement et que je me visse en outre renvoyé absolument aux ressources de la nature par un médecin qui, il est vrai, ignorait mon traitement, mais qui passe à juste titre pour le plus savant et le plus habile du pays, et qui me témoignait d'ailleurs le plus profond intérêt, je ne me décourageai pourtant pas. Je pris, au contraire, la résolution de continuer mon traitement et de le pousser avec activité, persuadé que, sans la persévérance, les meilleurs remèdes sont toujours inutiles. Le résultat m'a démontré que j'avais raisonné juste. Mes efforts ont été couronnés d'un succès complet : cent-quinze doses des médicamens de la médecine curatives que j'ai prises dans l'espace de neuf mois environ ont opéré en moi une guérison parfaite. Mais cet heureux résultat je ne l'ai obtenu qu'au mois d'octobre 1838. C'est alors seulement que la suppuration du côté s'est peu à peu tarie et que se sont enfin cicatrisées les plaies dont la plus ancienne existait depuis plus de vingt mois. Ainsi se sont terminées les cruelles souffrances auxquelles j'ai été en proie pendant environ deux ans.

Je passe maintenant aux détails relatifs à mon traitement. L'article 4 était évidemment celui qui me convenait. D'après cet article je prenais donc quatre ou cinq doses par semaine, tantôt consécutivement, tantôt deux ou trois de suite seulement. Après avoir continué ainsi plusieurs semaines et quelquefois un mois ou deux, je me reposais selon l'indication, huit ou quinze jours, et ensuite je reprenais le traitement de la même manière. Au bout de quelques mois j'y mis encore plus d'activité, car pendant vingt jours consécutifs je répétai la dose de vingt-quatre heures en vingt-quatre heures, et même dans cet espace de temps il m'est arrivé d'en prendre deux dans un jour, l'une le matin et l'autre le soir, parce que mes souffrances étaient devenues alors insupportables. Vers la fin du traitement les doses ont été répétées un peu moins fréquemment.

En commençant je n'ai pris que huit à dix doses de vomi-purgatif, j'en redoutais l'usage parce que les efforts occasionés par les vomissemens faisaient beaucoup saigner les plaies. Je me contentai du purgatif; mais vers la fin, n'ayant plus à redouter un pareil inconvénient, je prenais alternativement l'un et l'autre médicament.

Quant au volume des doses, je les ai toujours prises assez fortes, et d'un degré de purgatif assez actif pour déterminer selon la prescription douze évacuations. Je commençai par le purgatif deuxième degré, dont je composais d'abord la dose de deux cuillerées à bouche, ensuite je la portai successivement jusqu'à quatre en l'augmentant selon le besoin d'une demi-cuillerée. Le purgatif, deuxième degré, porté à cette dose étant devenu insuffisant pour déterminer le même nombre d'évacuations, j'en augmentai l'action en l'amalgamant avec le troisième degré que, par la suite, je fus obligé de prendre seul, également à la dose de quatre cuillerées. Quant à la nature des évacuations, il est à remarquer que les humeurs au commencement du traitement furent assez belles, de la couleur ordinaire de la bile, sans densité ni mauvaise odeur, au lieu qu'à partir de la vingt ou vingt-cinquième dose jusqu'à la quatre-vingt ou quatre-vingt-dixième, elles ont été presque continuellement jaunâtres, brunes, brunâtres, vertes, noires, noirâtres, blanches, grises, presque toujours très épaisses, et souvent remplies de matières pour ainsi dire cristallisées, et semblables par leur forme, leur couleur et leur consistance; tantôt à des morceaux de peau, tantôt à des boyaux de la longueur quelquefois de plus d'un pied. Avec le vomi-purgatif j'ai aussi obtenu, par les voies supérieures, des évacuations bleuâtres, tirant sur le vert; enfin, vers la quatre-vingt-dixième dose, les humeurs se sont peu à peu rapprochées de leur état naturel, de telle sorte que dans le temps où ma guérison s'est opérée, elles étaient redevenues de bonne nature, sans infection ni densité. De même aussi la soif ardente, insupportable que j'avais toujours éprouvée pendant et après l'action des évacuans, alla, dès-lors, en diminuant tellement que je n'éprouvais à la fin de mon traitement, guère plus d'altération les jours où je prenais le médicament que les jours où je n'en prenais pas. Il est aussi à remarquer que ce fut précisément dans le temps que je rendais de pareilles humeurs que mes souffrances ont été le plus insupportables. Lorsqu'elles commencèrent à redoubler de violence, je fus, en outre, atteint d'un mal d'estomac dont je souffrais horriblement, après avoir pris des alimens même en petite quantité. Mes digestions se faisaient très mal. Ce malaise auquel je n'avais jamais été sujet, je fus tenté de l'attribuer à la médecine et au trop long usage que j'en avais fait. Cependant je consultai de nouveau la méthode, et j'y vis que de pareils accidens ne sont pas rares dans le cours d'une purgation réitérée et suivie, pour des cas de maladies graves, et qu'ils sont uniquement dus à l'ébranlement et à la mise en mouvement des humeurs de mauvaise nature qu'il faut conséquemment se hâter d'expulser par un traitement actif. Les faits me venaient en aide pour me faire comprendre cette explication. Je continuai donc mon traitement et au bout de trois semaines ce mal d'estomac disparut sans retour. Cependant, malgré la disparition de ces douleurs locales, je ne me trouvais pas encore dans un état plus supportable.

Mes souffrances étaient horribles, affreuses, il me serait impossible d'en donner une idée autrement qu'en disant qu'il me semblait quelquefois éprouver ce que devrait ressentir un homme dont le corps serait écrasé sous un pressoir. Souvent, je ne pouvais pas rester deux instans de suite dans la même position; pendant ce temps-là j'éprouvais encore les symptômes suivans : à l'intérieur, sentiment d'un resserrement ou d'un gonflement qui me rendait la respiration extrêmement pénible. A l'ombilic, suintement considérable pendant plusieurs mois, tuméfaction et forte tension avec sentiment très douloureux à l'épigastre et surtout à l'hypocondre droit où il y avait dureté et engorgement. Tel fût mon état depuis la vingtième dose jusqu'à la quatre-vingt-dixième environ, époque où je commençai enfin à éprouver un peu de soulagement; jusque-là il ne s'était pas encore manifesté dans mon état la plus petite amélioration qui pût faire espérer ma guérison.

Si j'ai mis tant de persévérance dans l'usage d'un remède que j'ai vu si long-temps sans résultat satisfaisant c'est 1° que j'étais fortement convaincu de la vérité des principes de la méthode que je suivais ; en second lieu, que j'étais aussi bien persuadé que les maladies chroniques, et la mienne l'était évidemment, ne peuvent céder qu'à un traitement de longue haleine, et enfin, que dans mon pénible état de souffrance j'éprouvais pendant l'action de la médecine un bien-être au moins momentané qui seul aurait suffi pour me déterminer à en continuer l'usage. Toutes les fois, en effet, que je prenais une dose, mes douleurs constamment si affreuses semblaient se calmer un peu pendant la durée de ses effets. C'est là ce qui m'a engagé bien des fois à prendre deux doses comme je l'ai dit plus haut.

Du reste, ma sensibilité relativement à l'usage des évacuans a toujours facilité mon traitement. La médecine avait terminé ses effets au bout de six, sept, huit heures au plus, de sorte qu'après l'avoir prise le matin, je pouvais vers midi, ou sur les une heure ou deux prendre un bon bouillon, une bonne soupe, faire même un bon dîner, selon que mon appétit me le permettait, et me remettre ainsi facilement des fatigues de la médecine, pour être en état de reprendre une nouvelle dose sur les sept ou huit heures du soir, ou bien de faire alors un second repas, si je ne répétais pas la dose.

Tels ont été les maux que j'ai eu à combattre, ainsi que le genre de traitement qui m'en a rendu victorieux. Ces détails sont un peu longs, mais ils sont exacts.

J'ajoute qu'ayant été plusieurs fois très enrhumé cet hiver, et qu'éprouvant par l'effet de cette indisposition de grands maux de tête et de gorge, avec une extinction de voix presque totale, j'ai eu recours aux mêmes médicamens, et que deux doses ont suffi chaque fois pour m'en délivrer entièrement. A l'heure qu'il est, j'ai pris cent vingt doses de cette médecine et je suis dans la résolution d'y recourir aux premiers symptômes morbides que je viendrais à éprouver.

Je pourrais, Monsieur, vous citer ici plusieurs guérisons bien belles et très authentiques que diverses personnes, entr'autres des ecclésiastiques de ma connaissance, ont aussi obtenues, même dans des cas désespérés en faisant usage de cette méthode. Mais cela me conduirait trop loin, je me contenterai de parler du jardinier du château d'Hugleville, Modeste Tesson, le même qui, comme je l'ai dit plus haut, m'avait prêté la méthode curative. Cet homme, actuellement âgé de quarante à cinquante ans, s'est sauvé deux fois la vie par le traitement d'après cette méthode. Il y a quelques années, étant atteint d'une maladie chronique très grave qui faisait désespérer de ses jours, il avait consulté plusieurs médecins et suivi leurs ordonnances, sans obtenir aucun résultat satisfaisant ; enfin, ayant eu connaissance de la méthode curative, il en fit usage comme en désespoir de cause, et au bout de quatorze mois de traitement, il s'est trouvé guéri. Je tiens ce fait de lui-même ainsi que des personnes de la maison. Il y a quatre ans, sa vie s'est trouvée de nouveau mise en grave danger par une maladie aiguë. C'était une fluxion de poitrine, je crois, ou catarrhe pulmonaire. Les personnes qui étaient près de lui appelèrent le médecin, qui le jugea sans ressources. Il eut recours aux médicamens auxquels il devait déjà son salut, et il s'est guéri dans l'espace de quinze jours ou trois semaines. Ce dernier fait est encore bien authentique, j'en ai connaissance par moi-même, j'étais dans la maison à cette époque. Je crois qu'il ne me désapprouvera pas de vous avoir fait connaître ce qui le concerne ; car, animé des sentimens de la plus vive reconnaissance pour de si grands bienfaits, il m'a assuré bien des fois que s'il savait écrire il les aurait depuis longtemps exprimés à l'auteur de la méthode curative.

Agréez, Monsieur, etc. COUPEY, prêtre.

Rue Notre-Dame-des-Champs, 44.

N° 2. DOULEURS, OPPRESSION.

Hannapes, le 17 septembre 1841.

J'ai le bonheur de vous apprendre que je suis redevable à votre estimable méthode de la santé de ma femme et de la vie de ma fille. Mon épouse souffrait dans les os des jambes des douleurs telles, que depuis trois jours surtout elle ne pouvait plus non seulement dormir mais pas même se tenir en place ;

la première dose diminua considérablement les douleurs, même avant d'avoir terminé ses effets, et mon épouse put, à son grand étonnement, prendre du repos, dormir : cette dose fut suivie de quatre autres et, se trouvant assez bien, quoique ressentant quelques malaises, elle suspendit le traitement, mais quelque temps après elle se trouva tout à fait bien.

Ma fille vous doit la vie, comme j'ai l'honneur de vous le dire plus haut, pour avoir pris une dose de votre purgatif à l'âge de deux ans environ. Jusqu'alors elle avait été sujette à une espèce d'oppressement : mais cette fois le mal s'était déclaré avec beaucoup plus de force, de sorte qu'au bout de quelques heures, notre enfant était déjà si mal qu'on voyait sur son visage les symptômes de la mort, et qu'on ne la tirait qu'avec peine de l'état d'assoupissement où elle était tombée. Le diaphragme semblait faire seul l'office de la respiration. Eh bien ! la dose dont je parle plus haut, prise dans ce moment, produisit une seule évacuation, extrêmement long-temps attendue par des parens qui croyaient qu'il n'y avait plus de ressorts ni de ressources en leur fille ; et elle fut guérie le même jour, et cela il y a déjà plusieurs années ; pardon, Monsieur, je n'ose le dire, il y a déjà sept ans, et j'ai négligé jusque aujourd'hui de vous en témoigner la reconnaissance dont mon cœur sera toujours pénétré.

BRION.

Vu pour légalisation de la signature ci-dessus et que foi y soit ajoutée,

Le maire de Hannapes (Ardennes), MONOCAUX.

Observations.—Ces deux faits sont remarquables par la promptitude de la guérison à la suite des doses évacuantes, mais nous devons le dire, il n'est pas prudent de cesser aussi promptement l'usage des évacuans; on doit continuer la purgation jusqu'à parfait rétablissement.

N° 3. AFFECTIONS ÉPIDÉMIQUES, ROUGEOLES, ETC.

Maurice, 10 mai 1840.

A Monsieur LE ROY, *chirurgien consultant.*

Lorsque de toutes parts, comme un concert d'amour et de reconnaissance, l'humanité vient rendre d'indicibles hommages à votre immortelle curative, seule, ma voix est silencieuse ! Et pourtant, chose bizarre, depuis tantôt vingt ans, je pratique avec succès, dans ma patrie, la médecine curative. Mais comment expliquer ce qui est inexplicable? Assurément, mon silence fut l'ouvrage du hasard.

Apôtre de vos précieux enseignemens, avec une profonde conviction, j'ai énergiquement combattu l'erreur. Long-temps la malignité et l'envie s'acharnèrent contre moi. En 1826, une foule de médecins me dénoncèrent à la haute police judiciaire, comme empoisonnant l'humanité avec la méthode de Le Roy. Alors je fus livré à la plus cruelle persécution ; la police auxiliaire m'assaillit d'interrogatoires et de perquisitions domiciliaires ; mais que pouvait l'envie de l'ignorance sur la raison et la vérité ? Je protestai fermement contre cette conspiration doctorale et cette sorte d'inquisition de liberté individuelle. Ici, je dois à la vérité et à la reconnaissance de proclamer qu'un avocat distingué du barreau de Maurice, aujourd'hui procureur général à la cour suprême de cette colonie, et d'autres personnages, non moins respectables, m'appuyèrent de leurs puissans conseils, et bientôt une honteuse déception couronna l'œuvre de mes délateurs. On comprit bien qu'il n'était pas possible d'étouffer la raison ; on comprit qu'il était libre à l'humanité de recourir aux remèdes qui lui paraissent les plus efficaces et les moins dispendieux ; on comprit, enfin, que c'était sottise aux médecins de prétendre que l'humanité dût se soumettre aveuglément à leur méthode palliative. Dès-lors, la méthode curative ne rencontra plus d'obstacles ; on ne me rechercha plus, et je continuai, comme je continue toujours, avec des succès incontestables.

Je compose moi-même le purgatif et, chaque jour, comme pour témoigner de son infaillibilité et de sa puissance, la méthode curative opère des résultats miraculeux. L'espèce épidémique, qui est assez fréquente chez nous, par l'émigration des laboureurs indiens, et qui cause d'affreux ravages dans les hôpitaux, n'a jamais résisté à votre méthode. L'année dernière, l'affection de la rougeole abreuva mon pays de cuisans chagrins : toutes les familles, pauvres et riches, pleurèrent journellement la perte de quelques-uns de leurs membres. Eh bien ! pas un de ceux auxquels j'administrai la médecine curative (et le nombre en fut considérable) ne succomba, tandis que la mort moissonnait les victimes du traitement palliatif.

Pour dessiller les yeux de l'humanité souffrante et vous aider à faire connaître le triomphe de la médecine curative, j'ai, Monsieur, beaucoup d'observations à faire sur diverses particularités que j'ai remarquées dans le cours de ma pratique ; mais ce travail pour fructifier a besoin de quelques soins, et à la prochaine occasion favorable je vous le ferai parvenir.

Heureux de vous avoir fait connaître mon zèle et mon dévoûment, comme praticien de la méthode curative, permettez-moi, etc. PHILOGÈNE PERILLE.

Observations. — Nous savions déjà qu'à l'île Maurice la méthode curative était généralement employée, et l'on peut voir dans une thèse soutenue à la Faculté de médecine de Paris, par le docteur Guibert, habitant de l'ancienne Ile-de-France, la véritable révolution occasionnée par l'introduction de la méthode de Le Roy. Nous extrayons de la préface le passage suivant :

« En 1823, on introduisit dans la colonie le remède et l'ouvrage de Le Roy..... Il survint un conflit vraiment remarquable entre quel-

» ques médecins et ceux des habitans qui adoptèrent la doctrine de » Le Roy. Les uns voulaient presque toujours saigner, les autres presque » toujours purger. Plusieurs propriétaires se plaignirent de perdre, » depuis l'introduction des émissions sanguines, plus de noirs qu'ils » n'en perdaient quand on les traitait par les évacuans. Ce fut au » point que plusieurs habitans crurent devoir soigner eux-mêmes leurs » noirs et même leur famille. . . . .

» Témoin sur plusieurs habitations des nombreuses guérisons obte» nues à la suite du traitement évacuant, administré par des proprié» taires contre l'opinion de leurs médecins, j'en fus frappé.

» Comment! me disais-je, d'un côté, je vois des médecins, qui ont » été en Europe puiser à la source de la science, prétendre qu'il y a » inflammation dans tels et tels cas et proscrire les vomitifs et les pur» gatifs comme des moyens très dangereux; de l'autre côté, je vois » de bons habitans, sans aucune connaissance de la médecine, se rire » des craintes et des sinistres prédictions de leurs docteurs, purger » hardiment *dans ces même cas et guérir!* Il y a donc là dessous quelque » chose d'extraordinaire. Dès cette époque j'éprouvai le désir d'étu» dier la médecine. . . . .

» Depuis 1824 jusqu'au commencement de 1833, époque de mon » départ de la colonie, je peux assurer que j'ai administré des mil» liers de médicamens, tant vomitifs que purgatifs, et que dans une » foule de cas je n'ai eu qu'à m'en louer.

» Il est bien certain que j'ai traité beaucoup de maladies dont je ne » pourrais dire le nom ; mais il en est bien d'autres dont les symptô» mes bien tranchés m'ont tellement frappé que je les ai parfai» tement bien reconnues à Paris, telles que des maladies saburrales, » bilieuses, typhoïdes, nerveuses, vermineuses, scrofuleuses, etc., » etc. S'il m'est permis dans mon travail de parler de mes propres » observations, j'en citerai peut-être quelques-unes qui ne seront pas » sans intérêt. »

Effectivement, dans le cours de sa thèse (travail vraiment remarquable et qui a obtenu l'honneur bien rare d'une réimpression peu de temps après sa publication), l'auteur donne plusieurs observations; nous appellerons surtout l'attention sur les suivantes :

N° 4. DYSSENTERIE. — « La police de Maurice avait fait « embarquer, sur le navire anglais sur lequel je pris passage, « un matelot français qui, ayant déserté son bâtiment, avait « été arrêté par les autorités et tenu en prison jusqu'au mo« ment de notre départ. J'ignorais cette circonstance, lorsque « une vingtaine de jours après avoir mis en mer, le capitaine « me l'apprit en ajoutant : « Votre compatriote n'arrivera pas « au cap de Bonne-Espérance, car il est très malade. » Je des« cendis dans le logement des matelots, et j'y trouvai un Fran« çais, qui fut aussi content de me voir que je fus peiné de le « trouver dans cet état : il avait pris, me dit-il, la dyssenterie « par le mauvais air et la mauvaise nourriture de la prison, « dans laquelle il avait été enfermé pendant un mois à terre.

« Il allait à la garderobe plusieurs fois dans les vingt-quatre « heures ; les matières qu'il rendait étaient muqueuses, puru- « lentes et sanguines ; il était très faible ; il ne mangeait plus « depuis plusieurs jours. Le second du navire lui administrait « quelques médicamens. Il n'y avait pas de médecin à bord ; « je proposai au capitaine de le soigner, en lui disant que j'a- « vais souvent traité, à Maurice, des noirs atteints de cette « maladie. Le capitaine me répondit : « Faites ; si vous l'ache- « vez, à vous la responsabilité ! » Le malheureux malade s'y « refusa d'abord disant que c'était inutile, qu'il était perdu, « qu'il ne reverrait jamais la France et que son corps serait « dévoré par les requins. Je fis tant auprès de lui, qu'il finit « par consentir à prendre mes remèdes. Je le traitai comme « j'avais traité, dans les colonies, des noirs affectés de dyssen- « terie, c'est à-dire, par les vomitifs et les purgatifs drasti- « ques, de bons bouillons et du bon vin. Pendant trois semai- « nes, je lui administrai quatre vomitifs et huit purgatifs ; le « vingt-deuxième jour, il se promenait sur le pont avec les « matelots anglais ; peu à peu il reprit la santé et il a revu la « France ! »

(*Thèse* citée, pag. 70.)

N° 5. FIÈVRES TYPHOIDES.—« Au mois de mars 1825, « à l'île Maurice, une jeune demoiselle de mes parentes eut « une affection typhoïde bien prononcée. Le souvenir des « symptômes qu'elle présentait ne s'effacera jamais de ma mé- « moire : stupeur, congestion faciale, décubitus sur le dos, « prostration extrême ; les lèvres, les dents, la langue beau- « coup plus noires qu'on ne les observe en général à Paris, « dans cette maladie, un peu de douleur dans l'abdomen, « peau très chaude et sèche, pouls donnant de 96 à 100 pul- « sations. Je lui administrai pendant dix-neuf jours des vomi- « tifs et des purgatifs drastiques. Un jour un vomitif, et les « deux jours suivans des purgatifs, et cela sans interruption « pendant les dix-neuf jours. La malade recevait un lavement « tous les jours ; elle prenait deux tasses de bouillon, et elle « buvait de l'eau et du vin et de l'eau sucrée. Elle se rétablit « très bien et acquit, peu de temps après, une santé des plus « florissantes. »

N° 6. « Pendant le cours de la maladie de cette demoi- « selle, sa sœur tomba malade : mêmes symptômes, même « traitement pendant douze jours de suite. Guérison. »

N° 7. « A peu près en même temps, le frère éprouve les mê- « mes symptômes, probablement par l'effet de la contagion ; « les phénomènes cérébraux sont plus prononcés, il y a du « délire ; même traitement pendant huit jours de suite. Gué-

« rison parfaite. Mon ami, le docteur Coignet, fut témoin de « ces faits. »

(*Thèse* citée, pag. 91.)

N° 8. SYPHILIS. — « Une négresse malaise présentait des « tubercules et des ulcères syphilitiques, qu'un médecin n'a- « vait pas pu faire disparaître par un traitement mercuriel « actif auquel il l'avait assujétie chez lui ; il la remit très affai- « blie et fort maigre à son maître, en lui disant qu'elle était « incurable. Le proprétaire lui administra, pendant quarante « jours de suite, le remède de Le Roy; il lui fit prendre un vo- « mitif sur trois purgatifs : la malade guérit parfaitement, et « comme elle mangeait et buvait copieusement, dans l'après- « midi, elle engraissa considérablement même pendant le « cours du traitement. »

(*Thèse* citée, pag. 102.)

N° 9. AFFECTION NERVEUSE. — « Une jeune dame « était, depuis trois ans, sous l'influence d'une maladie que les « médecins appelaient *nerveuse*. Toutes les fonctions de l'éco- « nomie se faisaient mal ; la malade était faible et triste ; elle « avait peu de sommeil, et son système nerveux était très sus- « ceptible. Tout ce désordre existait depuis une époque déjà « éloignée, où elle avait éprouvé des peines d'esprit. Pendant « long-temps, les médecins la traitèrent inutilement d'après « les règles de l'art ; elle se décida à suivre un traitement éva- « cuant, composé de trois vomitifs et de neuf purgatifs drasti- « ques. Le traitement dura un mois ; le sommeil, l'appétit, les « forces, la gaité, tout reparut, et la santé redevint aussi forte « qu'elle l'avait été avant que cette jeune dame eût ressenti « les atteintes d'une douleur morale. »

(*Thèse* citée, pag. 103.)

N° 10. ULCÈRE CHRONIQUE. — « Un médecin avait à « la jambe, depuis plusieurs années, un ulcère qu'il ne put « guérir par aucun des moyens qui lui furent suggérés par « lui-même ou par ses confrères. Ses amis le décidèrent, après « bien des tentatives inutiles, à se soumettre au traitement « évacuant de Le Roy ; il prit deux ou trois purgatifs par se- « maine, et au bout de deux mois il fut radicalement guéri. « Plein de joie et de reconnaissance, il commença à rédiger « un mémoire en faveur des bons effets de la méthode de « Le Roy, dans plusieurs maladies; mais ensuite il renonça au « projet qu'il avait d'abord conçu de le faire paraître pour ne « ne pas, disait-il, déplaire à ses confrères. Il me semble que « ce respectable médecin jugea mal ses confrères. Je pense « que, loin de leur déplaire, il leur aurait été, au contraire,

« très agréable, et qu'il leur aurait même rendu un grand ser-
« vice en leur indiquant des cas morbides dans le traitement
« desquels les purgatifs, loin d'être dangereux, comme ils le
« croyaient, sans doute de très bonne foi, l'emportaient de
« beaucoup pour leur utilité sur tous les autres moyens thé-
« rapeutiques. »

(*Thèse* citée, pag. 103.)

Observations. — La conduite de ce médecin, toute blâmable qu'elle soit, nous étonne moins qu'elle ne nous afflige; malheureusement nous avons eu déjà connaissance de faits semblables, et la loyale conduite du docteur Guibert est un fait bien rare, car il n'a pas craint, lui, devant la Faculté de Paris, devant les professeurs, alors ses juges, de rendre justice à l'illustre auteur de la méthode curative, à Le Roy, que tant d'autres attaquent, tout en profitant de ses idées, de ses travaux.

N° 11. SYPHILIS, SCROFULES, AFFECTION DE POITRINE.

Monsieur A. Signoret, *docteur en médecine, à Paris.*

Après avoir laissé mon fils entre les mains d'un médecin pendant l'espace de quatre mois, atteint d'écoulemens vénériens, chancres, tumeurs au cou, etc., il paraissait guéri en apparence, il ne lui restait que les glandes au cou qui avaient pris beaucoup d'extension, malgré l'iode, les pilules de Belloste, moyens infaillibles, disait le docteur; sa santé, au lieu de s'améliorer, s'affaiblissait sensiblement; une toux continuelle et des crachats purulens, une forte oppression, me faisaient pressentir que la poitrine était attaquée; j'en parlai au docteur, qui m'avoua qu'il ne connaissait pas d'autres moyens curatifs, qu'il ne voulait pas prendre sur lui de continuer le traitement, sans une consultation de plusieurs médecins et que l'on verrait ce qu'il faudrait faire après; il me dit aussi qu'il partageait mes craintes relativement à cette toux qu'il considérait comme très grave. Je fis part à mon fils de ma conférence avec le docteur et lui dis que, sans perdre de temps, il fallait commencer le traitement d'après la méthode Le Roy, et lui rappelai que s'il m'avait écouté il serait guéri à l'heure qu'il était, mais que cependant il y avait espoir et que je comptais beaucoup sur les évacuans. C'est, il y a trois mois, que je vous en écrivis; après un mois de traitement à cinq à six doses par semaine, la toux et l'oppression ont cessé, l'appétit a reparu (notez qu'il était dégoûté de tout, dans un état de maigreur et de faiblesse à faire peur). Je louai des appartemens à la campagne, près de la ville, pour être plus commodément et qu'il pût se promener et respirer un air toujours plus pur qu'à la ville renfermé dans sa chambre.

Pendant le traitement, une gonorrhée, trois chancres ont successivement reparu et disparu sans aucun traitement autre que les purgations. Aujourd'hui, mon malade n'est plus reconnaissable, les personnes qui l'ont vu partir pour la campagne sont tout étonnées; elles ne s'attendaient pas à le voir revenir; il a pris de l'embonpoint, des couleurs et un air de santé; il lui reste encore des glandes au cou qui ont considérablement diminué et qui, je l'espère bien, céderont aux évacuans, avec un peu de temps et de persévérance.

Voilà, Monsieur, la relation de la maladie et du traitement de mon fils que je vous envoie avec plaisir, afin de mettre sous les yeux des incrédules qui veulent, pour croire aux bienfaits des évacuans, qu'ils opèrent des miracles. Vous le voyez, tous les moyens connus par la médecine avaient été employés et, au lieu de l'avoir guéri, avaient au contraire altéré sa santé et l'auraient infailliblement conduit au tombeau. Honneur donc à la méthode évacuante, seule curative et la seule que l'on doive mettre en usage dans le traitement des maladies. Je vous autorise et vous prie d'insérer la dite relation dans le recueil de vos faits de pratique; je désire qu'elle puisse faire ouvrir les yeux à tant de personnes qui ne veulent pas voir ni comprendre ce que, avec le gros bon sens, on peut voir et comprendre.

J'ai l'honneur, etc. P. MONNERIE,

Rue Victoire-Américaine, n. 12, à Bordeaux, ce 31 août 1841.

Observations. — Cette relation n'a pas besoin de commentaire; faisons seulement remarquer que les évacuans, tout en combattant la cause du mal, ont en même temps rétabli la santé générale, que les moyens précédemment employés (les préparations d'iode, etc.) détruisaient de plus en plus. Enfin, disons encore, avant de terminer, que nous avons reçu une nouvelle lettre de M. Monnerie (7 octobre) dans laquelle il nous dit « que la tumeur du cou se résout et qu'aujourd'hui le docteur qui l'a vue il y a un mois convient qu'il ne sera pas nécessaire de l'ouvrir, attendu que la santé générale est bien et qu'elle a considérablement diminué. »

N° 12. BRULURE.

Nant, 14 novembre 1840.

A Monsieur SIGNORET, *docteur en médecine, à Paris.*

Monsieur,

Je suis boulanger de mon état; un jour de grand matin j'eus le malheur de me verser de l'eau bouillante que je destinais à faire mon pain, sur une jambe et un pied: je fis appeler le médecin, qui m'apposa sur ma brûlure des adoucissans. Je continuai ce traitement pendant quinze jours, ma douleur allait en augmentant, je souffrais horriblement au point que j'en avais la fièvre et que mon estomac se refusait à toute espèce de digestion. Ne sachant à quels saints me vouer, et m'ayant été prédit que ma plaie me durerait tout l'hiver, j'envoyai ma fille chez M. le commandant de Comeiras pour lui demander si le remède Le Roy me soulagerait. M. le commandant vint me voir le lendemain, et me dit que l'acrimonie des humeurs se portait sur la partie malade et qu'elle était la cause que mes souffrances augmentaient ; qu'il fallait de suite commencer à prendre le remède Le Roy jusqu'à soulagement bien marqué. En conséquence, je commençai le lendemain par une dose vomi-purgative, qui fut suivie de six doses purgatives. Chaque jour mes souffrances diminuaient, l'appétit revint, les digestions furent faciles et le septième jour, ma jambe et mon pied furent cicatrisés comme par enchantement, grâce à la médecine curative de Le Roy.

J'ai l'honneur, etc. A. SALZE.

Observations. — Nous avons vu souvent, dans notre pratique, des cas semblables à celui-ci ; quelque vice interne empêche parfois la cicatrisation des plaies, des brûlures qui prennent alors le caractère ulcéreux et tendent à s'étendre de plus en plus ; la purgation, en expulsant le vice interne, favorise la cicatrisation. Alors même que la brûlure est simple l'usage des évacuans facilite encore beaucoup la guérison et la rend toujours plus prompte.

N° 13. FIÈVRE DITE PUTRIDE, MALIGNE OU TYPHOIDE.

Pontault, 7 février 1842.

Monsieur Signoret,

L'amitié et la reconnaissance que je vous dois, pour avoir par votre méthode rendu la vie à mon enfant âgé de six ans, me font un devoir de répondre à l'appel que vous faites, et je croirais manquer à ce qu'il y a de plus essentiel si je ne portais le témoignage dû à la vérité.

La maladie de mon enfant était une fièvre putride maligne la plus caractérisée, puisque ses mains étaient ployées, la bouche et les yeux étaient toujours dans une grande agitation. Je fis appeler un médecin, il me dit qu'il était trop tard, que mon enfant ne passerait pas la journée, attendu qu'il combattait déjà avec la mort; et cependant, Monsieur, avec dix doses, tant vomitives que purgatives, j'ai guéri mon enfant.

Agréez, etc. Femme MILLET.

Vu pour légalisation de la signature de Mme Millet,

LASCRÉ, adjoint.

Pontault, le 7 février 1842.

Observations. — Il est rare de voir une affection aussi grave céder si promptement; c'est un beau fait de guérison de fièvre maligne à rapprocher de ceux que nous avons déja cités. (Voyez nº 6, 7 et 8.) Mais nous devons le dire, il n'est pas prudent de s'arrêter aussitôt; on s'expose à une rechûte presque toujours mortelle.

Nº 14. PLEURÉSIE ET DÉPOT ABDOMINAL.

Monsieur,

Un de mes neveux qui habite la Cavalerie (département de l'Aveyron) vint un jour me trouver et me dit qu'il avait un grand chagrin, que son fils unique, âgé de neuf ans, était bien malade à la suite d'une pleurésie qui lui avait laissé au bas-ventre un dépôt qui le faisait beaucoup souffrir; que tout un côté de sa personne était très maigre, tandis que l'autre côté était dans l'état naturel. Mon neveu me dit encore qu'il avait en vain consulté les médecins des environs, qu'il avait administré à son fils tous les remèdes prescrits, et que son état ne laissait plus aucun espoir de lui conserver la vie. Je lui répondis qu'une personne de ma connaissance propageait, depuis un an, un remède qui, peut-être, pourrait être favorable à son fils. En conséquence, nous nous rendîmes chez cette personne, qui, après avoir entendu l'exposé de la maladie de l'enfant, nous dit que rien ne lui ôtait l'espérance d'une guérison prochaine, pourvu qu'on administrât le remède de Le Roy ainsi que le prescrivait la méthode. Le lendemain, le traitement fut commencé par une dose vomi-purgative, et suivie de trois doses purgatives. Le malade évacua abondamment, mais il perdit le peu d'appétit qui lui restait. Le père, effrayé de ce résultat, vint en faire part au partisan de la méthode de Le Roy. Ce dernier lui répondit que la mise en mouvement des humeurs corrompues en était la seule cause, qu'il fallait activer la purgation, jusqu'à soulagement bien marqué. Le père s'en retourna chez lui, fit avaler à son enfant une forte dose et ainsi de suite pendant cinq jours : à la cinquième dose, qui était la neuvième du traitement, le malade rendit plusieurs pintes de bile noire, le dépôt disparut, l'appétit revint ainsi que les forces comme par enchantement. Nous aurions voulu que l'on fit encore avaler quelques doses à cet enfant pour tarir la source du mal, mais il a été impossible au père de vaincre la répugnance de son fils. Ce qu'il y a de certain, c'est que depuis deux mois, que cet enfant a été traité par la Médecine curative de Le Roy, il jouit d'une bonne santé : vérité que je m'empresse de proclamer dans l'intérêt de la classe des malades qui seraient dans le même cas.

J'ai l'honneur, etc. BRUGIÈRE.

Le 15 novembre 1840.

Observations — Voici un fait qui démontre la nécessité d'insister sur l'emploi des évacuans, sans s'inquiéter des malaises, des souffrances qui se font sentir pendant le cours du traitement. Souvent avant de céder, le mal semble prendre plus d'intensité; c'est alors que les malades, au lieu de suspendre la médication, doivent s'armer de courage et activer le traitement jusqu'à parfaite guérison.

N° 15. PARALYSIE GÉNÉRALE.

Amiens, le 5 août 1839.

MONSIEUR SIGNORET,

L'incurabilité reconnue par les traitemens ordinaires dans les maladies graves perd beaucoup de son application par le traitement curatif; la preuve bien évidente que je viens d'en éprouver me donne la certitude qu'il est le plus sûr moyen qu'on puisse employer, car avec ce traitement on peut espérer même contre toute espérance.

Au mois de juillet 1838, j'ai cru remarquer que la marche de ma petite fille, âgée alors de trois ans et demi, n'était pas ordinaire; ses petites jambes s'affaissaient à un tel point, qu'elle s'est même laissée tomber quelquefois. Je crus d'abord qu'il y avait caprice chez elle, et qu'elle le faisait exprès; mais, je ne fus pas longtemps à me désabuser; car il y a un an, à cette époque, au commencement du mois d'août, elle ne pouvait presque plus marcher. Sur une chose qui me parut si extraordinaire, j'ai bien vîte consulté un médecin qui a cru devoir m'ordonner de la mettre dans les bains tous les deux jours; ces bains étaient composés d'herbages et de je ne sais quoi; il m'a été aussi bien recommandé de lui faire des frictions en même temps. J'ai continué ce traitement pendant six semaines environ où je me suis aperçu que ma pauvre petite fille était beaucoup plus mal qu'à l'ordinaire puisque toutes les articulations paraissaient engourdies et cela à un tel point, qu'elle ne pouvait presque plus remuer aucun membre; elle ne paraissait cependant pas trop souffrir d'une position si pénible. J'ai pris le parti de la conduire, ou pour mieux dire, de la porter à l'Hôtel-Dieu; c'est là qu'elle a été examinée en tout sens; ces messieurs ont essayé mais en vain de la faire marcher; elle ne pouvait seulement pas poser les pieds par terre; elle éprouvait de la douleur quand on voulait savoir si réellement elle ne pouvait plus marcher. Sur la demande que je fis au médecin qui m'écrivait une longue ordonnance ce qu'il pensait de cette enfant : « Que voulez-vous que je vous dise », me répondit-il, « votre enfant est paralysée des pieds à la tête, et vous la verrez marcher à béquilles. » Voilà quelque chose de bien consolant pour une mère. J'ai fait voir l'ordonnance à un autre médecin que j'ai aussi consulté; savez-vous ce qu'il m'a dit : « Il n'y a rien à faire, on n'a jamais vu pareille chose dans la » médecine ou au moins cette maladie ne se rencontre pas une » fois tous les siècles et que tous les traitemens qu'on emploie-

» raient seraient inutiles, qu'il n'y avait aucun moyen de guéri- » son.» Voilà bien, Monsieur, ce qu'on peut appeler une maladie incurable.

Si la position de ma pauvre enfant était pénible, la mienne était aussi bien douloureuse, et s'il eût été naturel de lui souhaiter la mort, je l'eusse fait très volontiers. Il y avait près de quatre mois qu'elle était à peu près dans le même état, ne reposant ni le jour ni la nuit. Déjà dans le courant de la maladie on m'avait conseillé de faire usage de la médecine curative que j'étais loin de rejeter, il s'en faut; mais d'après les détails que je viens de vous donner le cas était désespéré ; tantôt je voulais, tantôt je ne voulais plus; c'est à ce moment, nous étions à la fin du mois de novembre, que me trouvant ainsi balancée entre la crainte qu'elle ne vînt plus mal, et l'espérance de la voir guérir, je vous fis écrire pour vous donner quelques détails sur la maladie de ma pauvre petite Léontine. Sur votre réponse du 28 novembre dernier, « qu'abandonnée des médecins et regardée comme incurable on n'avait rien à craindre à faire usage de la médecine curative, que ce traitement d'ailleurs ne pouvait avoir aucun mauvais résultat, » ma détermination a été prise aussitôt : j'ai commencé le dimanche 2 décembre par une cuillerée à café de vomi-purgatif et les quatre jours suivans par deux petites cuillerées à café de Purgatif du deuxième degré; comme ces doses n'étaient pas assez fortes, j'ai augmenté l'une et l'autre du double et j'ai toujours continué avec une demi-cuillerée à bouche de vomi et une cuillerée pleine de purgatif. Croiriez-vous, Monsieur, que dès la première semaine du traitement je me suis aperçu d'un mieux sensible; un sommeil doux et paisible était pour nous d'un augure favorable, ce qu'elle n'avait pas fait depuis près de trois mois auparavant; tout chez elle paraissait se dilater, ses membres engourdis voulaient reprendre leur vigueur, elle a pu tenir quelque chose dans la main et même la porter à sa tête. Le mieux a continué progressivement chaque semaine, elle a commencé à marcher comme un tout petit enfant et le 2 février, après deux mois de traitement, elle s'est crue capable d'assister et de suivre, toutefois en lui tenant la main, la procession qui se fait ce jour-là à la paroisse. Enfin, Monsieur, après trois mois de traitement, elle était guérie radicalement ; elle a bien regagné le temps perdu, car elle n'a jamais été aussi leste à sauter et à courir qu'elle l'est depuis le mois de mars.

Voilà, Monsieur, les détails que je me fais un véritable plaisir de vous donner sur la maladie (incurable, disait-on,) de ma petite fille; vous n'avez pas peu contribué à la détermination que j'ai prise pour son traitement; aussi je viens vous prier de croire à ma sincère reconnaissance et à mon respect avec lesquels j'ai, etc.

Veuve LEFEBVRE,
rue des Poulies, n° 31.

N° 16. RHUMATISME AIGU. — SUPPRESSION DES RÈGLES.

MONSIEUR,

Dans l'intérêt de la classe des malades, je m'empresse de vous rendre compte d'un fait de pratique qui vient corroborer l'efficacité de la médecine curative suivant la méthode de Le Roy. Voici le fait :

La nommée Justine Boyer servait en qualité de domestique à Saint-Véran, petite commune à trois heures de Nant. Cette fille, âgée de vingt-deux ans, fut atteinte au mois de mai dernier d'un rhumatisme général qui la faisait souffrir dans toutes les parties du corps. Cette malheureuse, qui n'a pour toute ressource que son travail, fut obligée de quitter son maître et de se faire transporter à Nant, où elle alla avec sa mère consulter le médecin. Elle passa deux mois dans notre ville et se conforma aux ordonnances des médecins, qui lui ordonnèrent des palliatifs dont elle ne ressentit aucune amélioration. Son mal allait en croissant, elle souffrait horriblement, n'ayant pas un seul moment de repos, ni nuit, ni jour. Elle éprouva une suppression dans ses menstrues, et de plus de grands maux de tête continuels. Ce fut dans cette triste position qu'une de ses bonnes voisines alla trouver M. le commandant de Comeiras pour lui demander si le remède de Le Roy conviendrait à sa maladie. Il lui fut répondu que sans nul doute ce remède la rendrait à la santé si elle voulait le prendre aussi longtemps que son état l'exigerait. La malade consentit à tout et commença le lendemain son traitement. Elle prit neuf doses consécutives tant vomitives que purgatives, observant un intervalle de vingt quatre heures entre chaque dose. Le dixième jour, amélioration bien marquée; les douleurs avaient disparu, mais il restait toujours de la raideur dans les membres. La malade, étonnée de ce changement si prompt, crut pouvoir se livrer à son travail accoutumé et depuis si longtemps suspendu, et ne consultant que son courage elle se rendit de grand matin sur une montagne pour se livrer à la moisson. Le soir, sa journée terminée, elle rentra à Nant, après avoir supporté tout le long du chemin une forte pluie qui la trempa jusqu'aux os. La nuit fut très mauvaise ; ses douleurs se renouvelèrent. Le lendemain M. le commandant vint la voir ; après lui avoir adressé des reproches sur son imprudence, il l'engagea à prendre encore le remède pendant huit jours Elle le fit. Ses douleurs cessèrent, ainsi que les maux de tête, et les menstrues reparurent. Depuis un mois cette fille est partie pour Montpellier, d'où elle a fait écrire à sa mère qu'elle s'était mise en service, qu'elle travaillait beaucoup sans être incommodée et que jamais elle n'avait eu une meilleure santé. Ce traitement s'est composé en tout de deux bouteilles purgatives et une vomitive. Comme il n'y a personne dans la famille de Justine Boyer qui sache lire et écrire, ces deux pauvres femmes n'ont pu par conséquent vous écrire pour vous témoigner toute leur reconnaissance. C'est un devoir que je m'empresse de remplir en qualité de compatriote et dans l'intérêt des malades qui se trouveraient dans la même position que cette malheureuse fille.

J'ai l'honneur, etc.,

NEYRAZ,

21 octobre 1840. Instituteur à Pradinas (Aveyron).

Observations. — La purgation, activement employée, triomphe en général assez promptement du rhumatisme aigu; mais cette affection récidive souvent lorsque les malades n'ont pas la précaution d'éviter les refroidissemens. Or, ici la rechute était inévitable; la malade à peine convalescente se livre pendant une journée entière aux travaux les plus rudes, puis immédiatement après elle est refroidie par une forte pluie; sous d'aussi fâcheuses influences les douleurs devaient nécessairement reparaître. Eh bien! malgré tant de circonstances contraires à la guérison, quelques doses ont suffi pour ramener la santé.

N° 17. CATARRHE VÉSICAL, STRANGURIE.

Clairac, le 22 février 1842.

Monsieur Le Roy,

Je ne puis vous témoigner ma reconnaissance qu'en louant votre remède, la Médecine curative, et vous qui en êtes l'auteur; elle a fait sur moi une bien belle cure, surtout à l'âge où je suis (quatre-vingts ans révolus au mois de mai). J'avais une fluxion *catarrheuse-nerveuse* sur le col de la vessie, je ne pouvais uriner que goutte à goutte, avec de grandes souffrances, et cela depuis trente ans au moins. J'ai été sondé plusieurs fois, notamment par le père de M. Serres, médecin à Paris; je ne connus votre méthode qu'il y a six mois; avant, j'avais pris sept bouteilles de l'élixir de Guillé, qui m'ont fait beaucoup de bien, en détruisant mes glaires, mais j'en étais toujours là. Je me trouve chez un de mes amis qui avait votre méthode; je l'ai lue, j'ai trouvé à la page 177 ma maladie: j'ai pris deux bouteilles du troisième degré et trois bouteilles du quatrième, et, maintenant, je ne sens plus rien et mon urine va aussi bien qu'on puisse le désirer; je suis de bon appétit et je dors bien. Il me semble au moment où je vous écris que je sors d'un autre monde.

J'eus le scorbut ainsi que tout l'équipage, en revenant de Saint-Domingue en 1780, et fus bien mal traité par nos médecins; si j'avais connu votre méthode, comme je la connais aujourd'hui, il y a long-temps que j'en aurais usé, malgré que nos médecins disent que c'est un poison, ainsi que l'ignorance.

J'ai l'honneur, etc. BONNAIL, tonnelier.

Observations. — Cette lettre est intéressante sous plusieurs rapports ; l'âge du malade, l'ancienneté de la maladie, l'insuccès des traitemens ordinaires et la guérison si prompte à la suite du traitement purgatif rendent ce fait d'autant plus remarquable qu'il s'agit d'une affection grave et difficile à guérir.

N° 18. FIÈVRE CÉRÉBRALE, CONVULSIONS.

Périgueux, 7 juillet 1839.

Monsieur,

Jules-Antoine Grellety, mon fils, naquit le 2 mai 1836, à six heures moins un quart ; il était maigre à l'extrême, ses premiers cris furent ceux d'un enfant de six mois. Il eut du malheur pour ses nourrices; car, à l'âge de six mois, il en avait eu neuf; c'est alors qu'il fut atteint d'une fièvre cérébrale. Notre premier soin fut d'envoyer chercher un médecin habile qui, après la première convulsion qui dura deux heures, appela ma femme à part en lui disant qu'elle devait se consoler et qu'on ne pouvait rien faire à un enfant si jeune !

Voilà comment commença le traitement : sitôt que notre enfant revint à lui, nous lui fîmes prendre une dose vomi-purgative, il se passa dix heures sans qu'aucun symptôme de convulsions se manifestât, mais comme les plus grandes convulsions recommencèrent on fut obligé de passer deux nuits. Huit doses, tant vomitives que purgatives, furent administrées et cela réussit très bien, car aujourd'hui il a trois ans et se porte parfaitement.

J'ai l'honneur, etc. JULIEN GRELLETY, coiffeur.

Observations. — Les évacuans réussissent généralement bien pour combattre ces convulsions terribles qui, quelquefois, enlèvent si promptement les enfans les plus forts. Souvent nous entendons dire que les purgatifs de Le Roy sont trop violens pour les enfans ; à cela nous répondrons par le fait suivant, dont nous devons la communication à M. Philippot, propriétaire à Epernay.

N° 19. Une femme Davenay est accouchée, il y a deux ans, d'un enfant entièrement froid ; on fut trois jours occupé à le réchauffer sans pouvoir y réussir ; cette mère, ne voyant qu'un moribond, lui fit avaler plein une cuillerée à café de purgatif du troisième degré, ce qui le fit évacuer en petite quantité ; le deuxième jour, elle lui en donna une demi-cuillerée à soupe, qui le fit évacuer abondamment ; le troisième jour, une cuillerée pleine, qu'il avala comme si ce fût du sirop, ce qui le remit en bonne santé. Au mois de mars 1841, cet enfant tomba malade ; il était près de mourir ; sa mère lui donna le purgatif n° 3, en deux jours il fut rétabli et se porte bien.

Observations. — On peut se convaincre par ce fait combien sont mal fondées les préventions contre les évacuans de Le Roy ; nous ne voulons pas dire que l'on doive se conduire comme on l'a fait ci-dessus, telle n'est pas notre pensée ; le purgatif premier degré convient aux enfans et procure tout autant d'évacuations que les degrés supérieurs ; nous voulons faire remarquer seulement que l'on peut, sans crainte aucune, traiter les enfans du premier âge et les personnes les plus délicates avec les évacuans de Le Roy.

N° 20. PURGATIONS PENDANT LA GROSSESSE, ROSÉOLE, COLIQUES, SUPPRESSION.

Nant, 26 mai 1842.

Vers la fin d'août 1840 j'ai éprouvé une suppression, accompagnée de grands maux de reins ; je parlai de ma position à mon médecin, qui m'engagea à me faire saigner ; j'étais incertaine si mon état venait d'un commencement de grossesse ou de tout autre cause ; en sortant de chez mon médecin je me rendis chez M. le commandant de Comeiras pour lui demander si j'agirais bien en me faisant saigner ; il me répondit que je fusse enceinte ou non la saignée était tout à fait contre indiquée. « Mais que faut-il que je fasse? lui dis-je ; je souffre; « quel moyen employer pour me soulager ? — Allez-vous-en « chez vous, prenez un vomitif Le Roy, vous en prendrez un « second le soir et vous verrez que votre position s'améliorera.» En effet, j'exécutai ce qui m'était conseillé; je fis suivre ces deux doses vomitives de deux purgatives, et je m'en trouvai bien, mes souffrances se calmèrent. Pendant ma grossesse (car j'étais réellement enceinte), je me suis purgée trente fois.

Je suis âgée de trente ans, j'ai fait quatre enfans ; mes trois premières couches ont été très laborieuses, puisque je suis restée jusqu'à deux jours sans pouvoir accoucher, tandis que ma dernière a été des plus heureuses; il a suffi de deux heures pour me délivrer. Mon enfant est venu au monde bien portant, il y a un an qu'il est né, il a eu différentes maladies, telles que la roséole et des coliques ; je lui ai fait prendre quarante-cinq doses tant vomitives que purgatives, et mon enfant jouit d'une bonne santé ; le travail de la dentition se fait lentement, mais presque sans douleur, à peine si nous nous en apercevons ; je suis au moment de le sevrer et pour faire passer mon lait, je me propose de prendre plusieurs doses purgatives.

La nommée Joséphine Jouquet eut une suppression, il y a environ un an, les selles étaient excessivement rares et difficiles, la malade accusait de plus des douleurs au creux de l'estomac ; point d'appétit; elle tombait souvent en syncope. Traitée inutilement par les médecins de cette ville, elle fut obligée d'avoir recours aux évacuans de Le Roy ; elle en prit pendant deux semaines et ce traitement lui rendit la santé. Ses menstrues reparurent, l'appétit revint et ses douleurs d'estomac cessèrent. Cette pauvre fille, âgée de vingt-un ans, est obligée de servir pour gagner sa vie ; elle partit pour Montpellier d'où elle écrit qu'elle jouit d'une santé parfaite, grâce au remède Le Roy.

J'ai l'honneur, etc. ADÉLAIDE MAZEL.

Observations. — La purgation réussit très bien chez les femmes enceintes ; en se purgeant de temps en temps à doses modérées, on maintient la liberté du ventre et l'on évite les maux de cœur et les malaises qui accompagnent souvent la grossesse. La santé générale étant meilleure, l'accouchement est toujours plus heureux, plus facile et l'enfant vient au monde mieux portant.

Les enfans nouveaux nés supportent parfaitement bien la médication purgative, qui, en purifiant les humeurs, rend la dentition facile ; car les douleurs dentaires, ainsi que les convulsions, tiennent presque toujours au mauvais état des fluides.

N° 21. CARREAU.

Châteauroux, 26 août 1839.

Le petit enfant que votre méthode curative a guéri si promptement, l'on peut dire si miraculeusement, se porte bien.

C'est vers le mois d'octobre dernier qu'on s'aperçut d'un changement général qui se manifestait dans tout son corps ; il maigrissait, sa figure pâlissait, ses beaux yeux étaient bordés de noir et son ventre augmentait chaque jour. Il fallut avoir recours aux médecins ; trois furent appelés : le premier le traita pour le carreau ; les deux autres pour une hydropisie. Le voilà dans leurs mains : aujourd'hui un remède, demain un autre, de sorte que l'enfant est tombé dans un état déplorable. Ces messieurs, pour consoler les père et mère, répétaient souvent qu'il en avait pour trois ans, qu'il fallait prendre patience. C'est alors que je prêtai mes livres au père, pour qu'il puisse s'assurer par lui-même de l'efficacité du remède. Quel bonheur pour des parens qui n'ont qu'un seul enfant de lui donner une nouvelle existence avec le secours de Dieu et de votre divine médecine dont dix-huit doses, dans l'espace de trente-six jours, ont suffi pour opérer sa guérison radicale ; quel prodige ! Le petit Anatole Lavergne dit que, s'il était encore malade, il voudrait prendre la pleine bouteille à la fois. Lavergne (François) et son épouse, Rosalie Dardare, père et mère du malade, vous font mille remercîmens et vous appellent le sauveur de leur enfant.

Votre très humble servante, AMEUILLE-CHANÉAC.

Nous soussignés, certifions cette présente contenant la pure vérité, F. LAVERGNE, R. DARDARE.

Observations. — Ce fait est remarquable par la promptitude de la guérison ; le carreau est une maladie très grave qui demande d'ordinaire un long traitement comme il est indiqué à la page 380 de l'Exposition de la methode purgative.

N° 22. HYDROPISIE. GONFLEMENT DE LA RATE.

Torteron, le 10 février 1839.

Monsieur,

D'après la connaissance que M. Emile Dorguin, régisseur des usines de Torteron, m'a donnée de votre Médecine curative, j'en ai éprouvé l'efficacité sur ma femme, qui était atteinte d'une maladie depuis au moins dix années. Elle avait, disait-on, un gonflement de la rate, était hydropique et avait une toux continuelle; toutes les parties supérieures et inférieures étaient enflées; des plénitudes d'estomac lui survenaient de temps en temps, elle ne prenait presqu'aucune nourriture, une grosse fièvre ne la quittait jamais et les accès l'ont prise et reprise jusqu'à quatre fois dans un jour; des crises insupportables la menaçaient à chaque instant de la mort. Je l'ai fait traiter par les médecins de Bourges; j'ai fait venir ceux de Nevers; ils lui ont mis les sangsues sur la région de la rate, l'ont saignée au bras droit, lui ont donné des calmans, des tisanes de toutes espèces, enfin je ne sais quoi; de tout cela rien n'a réussi. Désespérés, ne sachant plus que faire (elle était enceinte de huit mois et demi), les médecins l'ont abandonnée et l'ont jugée à mort, ainsi que les sages-femmes qui l'ont soignée et qui étaient du même avis que les médecins. M. Emile Dorguin est venu voir ma femme, dans cet état si désespéré, et me conseilla de lui faire prendre la Médecine de Le Roy, tout en me disant: « Perdue pour perdue, je lui en ferais prendre. » Elle en a pris deux doses de suite du troisième degré de purgatif, une dose chaque jour, et elle s'est reposée une journée. Je lui ai mis un vésicatoire sur les parties de la rate, puis j'ai recommencé de lui en donner quatre doses de suite, et elle a eu du soulagement; enfin, elle a pris quatre jours de repos. Le cinquième jour, j'ai recommencé de lui en donner; elle en a pris deux doses, ce qui fait huit doses en tout, qui lui ont procuré cent huit évacuations par les voies basses et trois par les voies hautes; elle en a fait de plusieurs couleurs et, depuis ce traitement, elle a du sommeil et un appétit dévorant. Elle est accouchée et son enfant se porte bien. Vous pouvez citer mon nom et mon adresse, en toute sûreté; moi-même je défendrai votre méthode avec chaleur, après avoir éprouvé ce qui en est résulté à l'égard de ma femme.

J'ai l'honneur, etc. J. Colas.

N° 23. PLEURÉSIE CHRONIQUE.

27 octobre 1840.

Monsieur,

J'habite l'Hospitalet, village du département de l'Aveyron. Le hasard et ma bonne étoile me conduisirent chez une personne, où j'entendis parler de la Médecine curative de Le Roy. J'en avais grand besoin pour mon fils, âgé de dix-huit ans, qui était déjà aux portes du tombeau; il était atteint d'une pleurésie, maladie pour laquelle le médecin le traitait sans aucun succès, et sans espoir de lui conserver la vie, au dire même du médecin. Son état était des plus tristes; les saignées fréquentes qu'on avait pratiquées lui avaient enlevé toutes ses forces, et nous n'attendions que le moment de le voir expirer. Un partisan de la méthode eut la bonté de me céder deux bouteilles vomi-purgative et purgative; je commençai immédiatement par administrer à mon fils une dose de vomi-purgatif; elle opéra par le haut seulement, et le malade rendit des humeurs corrompues au troisième degré. Le soir, mieux sensible. Le deuxième, troisième, quatrième et cinquième jour furent des doses purgatives qui opérèrent par le bas, et furent suivies d'une amélioration telle, que nous nous crûmes dispensés de continuer le traitement, le malade se trouvant bien, et n'ayant personne près de moi pour me guider. Depuis ce traitement, mon fils s'est livré constamment aux travaux de la campagne, et de l'état désespéré où il était, il se trouve jouir d'une bonne santé, au grand étonnement de tout le village.

J'ai l'honneur, etc. MARCORESSES père.

Nº 24. CONSTIPATION, MAUX DE TÊTE, IRRITATION DE L'UTÉRUS.

Monsieur,

Mlle Lucie de Comeiras, ma tante, âgée de soixante-dix ans, valétudinaire depuis cinquante ans, était dans une bien triste position lorsque j'arrivai à Nant en juillet 1839 : elle avait une irritation dans la matrice, des maux de tête continuels, était d'une faiblesse extrême et n'allait jamais à la selle que par lavement; je lui proposai de prendre quelques doses du remède Le Roy; mais ma tante, qui ne voit depuis si long-temps que par les yeux de son médecin, le consulta, et la réponse de ce dernier fut que c'était un pétard qui la conduirait au tombeau, si elle avait le malheur d'en faire usage. Je fis ce que je pus pour lui prouver le contraire, et je lui dis que si elle ne commençait pas le remède le lendemain matin je cesserais de la voir; elle se décida, en prit trois jours de suite : ces trois doses lui firent rendre de la bile noire et une quantité prodigieuse de matières fécales dures comme de la pierre; la malade fut soulagée. Depuis cette époque, elle a mis de côté le lait d'amande, les sucs d'herbes et lorsqu'elle éprouve quelque dérangement de la santé, elle prend trois ou quatre doses, et elle est soulagée. Depuis deux ans, elle en a avalé cinquante doses et sa santé s'est améliorée sensiblement.

Le commandant de COMEIRAS.

Observations. — Il est très commun de voir la constipation habituelle produire, comme dans le cas que nous venons de citer, des maux de tête continuels et donner lieu à des souffrances de la matrice qui peuvent faire croire à une affection grave de cet organe ; on conçoit du reste facilement ces deux effets ; lorsque la constipation n'est pas combattue par les évacuans, les matières durcies qui distendent les intestins pèsent sur l'utérus et peuvent devenir causes déterminantes ou occasionnelles de plusieurs maladies. Cela doit faire comprendre l'importance de la purgation dans le cas de constipation. Dans notre pratique, nous avons vu bien souvent des souffrances utérines disparaître après quelques purgations qui rétablissaient la liberté du ventre.

N° 25. AFFECTION TRÈS GRAVE DES YEUX, FIÈVRE MALIGNE.

Molins, 22 novembre 1841.

Monsieur Le Roy,

Depuis nombre d'années j'ai l'avantage de connaître les heureux résultats de votre Médecine et je m'accuse de négligence et d'ingratitude de ne vous avoir point encore rendu hommage, et mis sous les yeux des hommes les effets si merveilleux que j'ai obtenus de votre méthode. Enfin, Monsieur, je vous prie de ne point vous ennuyer à lire ma lettre, qui est sans style; elle est d'un homme de campagne et non d'un praticien ; j'ai seulement l'intention de faire comprendre le bien que votre Médecine a fait chez moi depuis bien des années.

Je vais vous citer quelques faits; mais, premièrement, je dois vous dire que j'étais un homme insensé comme il y en a beaucoup et méprisant votre méthode ; ce n'est qu'à la fin et lorsque j'ai vu la mort qui allait entrer chez moi que je me suis décidé à en prendre connaissance.

Grâce aux conseils de Mme veuve Flesselle d'Epernay, j'en fis usage et j'en fis prendre à une de mes petites filles, âgée de sept ans, attaquée de grands maux d'yeux, qui empiraient de plus en plus. Je n'avais pas manqué de voir plusieurs médecins, pour la sauver de l'accident qui la menaçait ; j'avais suivi exactement leurs ordonnances ; les sangsues, les bains, vésicatoires sétons et différens topiques, tout fut essayé par les hommes de l'art.

Après six mois de souffrances, pour me consoler, ces Messieurs me dirent qu'il n'y avait plus aucune espérance qu'elle recouvrât la vue; je voyais donc ma pauvre fille aveugle et de plus voûtée, car depuis la naissance de son mal elle avait toujours sa pauvre petite tête dans ses deux mains, jour et nuit, en pleurant. Sa pauvre mère pleurait avec elle; je voyais avec peine ma femme tomber malade de chagrin et de fatigue. Tout à coup, je me décide à abandonner notre pauvre enfant à cette dame Flesselle; je dis abandonner, vu mon incrédulité par rapport à votre Médecine. L'on supprime le séton, on lui administre le vomi-purgatif et le purgatif alternativement pendant vingt-un jours. Quelle surprise, Monsieur, vers la troisième dose notre enfant ouvre ses yeux ; mais nouvelle alarme pour moi et sa pauvre mère; nous voyons, en place d'un cristallin, une plaie comme dans une partie charnue ! Je n'avais donc aucun espoir qu'elle recouvrât la vue. A la septième dose, ma fille commença à voir un objet remuer devant ses yeux, et de jour en jour ses yeux se formaient telle que la lune se forme dans son quartier jusqu'à la pleine lune. J'ai donc regardé comme miraculeux un prodige semblable. Je ne puis vous dire le nombre de doses qu'elle a prises, toujours avec courage, jusqu'à parfaite guérison. Je vois ma fille bien portante, et la voici mariée ; quoique jeune encore elle a des enfans forts et vigoureux, grâce à la médecine qu'ils prennent dès qu'ils sont malades.

Enfin, Monsieur, j'ai eu compassion d'un jeune homme de vingt-cinq ans, cordonnier, mon locataire. Il était attaqué d'une grande fièvre, accompagnée de constipation, hors d'état de pouvoir travailler ; à l'aide de soins et avec des doses évacuantes, répétées le plus proche qu'il m'a été possible, bientôt je l'ai retiré du danger où il était. Ce brave cordonnier se trouve fort et vigoureux, et n'hésite pas à approuver le contenu de ma lettre.

J'ai l'honneur, etc. L'ESPRIT-VILLETTE,
Aubergiste à Molins, en Champagne, proche Epernay.

Approuvé : veuve Alexis FLESSELLE.
F. MICHAUX, cordonnier.

Vu pour légalisation : MENNEÇON,
Maire de Molins,

N° 26. FIÈVRE INTERMITTENTE PERNICIEUSE.

Nant, 8 juillet 1841.

Monsieur,

Mon fils Charles, âgé de seize ans, arriva de Nîmes, où il servait en qualité de domestique, avec les fièvres intermittentes; les accès étaient quotidiens et duraient fort longtemps ; au bout de quelques jours la fièvre maligne se déclara, il délirait, son état était désespérant, la fièvre ne le quittait pas et il avait des maux de tête continuels ; point d'appétit ; son teint était d'un jaune noir. Je fus trouver M. le commandant de Comeiras, pour le prier de me dire si le remède de Le Roy convenait; sur sa réponse affirmative, je commençai de suite le traitement de mon fils. Les premières doses firent rendre au malade des matières vertes et très épaisses : la fièvre continuait sans interruption ; cependant, dès la quatrième dose, les accès furent moins forts et moins longs ; malgré les voisins, qui ne cessaient de venir me dire que je voulais tuer mon fils, je continuai à le traiter; le malade a pris quinze doses, tantôt vomitives, tantôt purgatives, la fièvre a disparu, plus de maux de tête et l'appétit est revenu. On regarde la guérison de mon fils comme un miracle. Dès le lendemain qu'il a cessé de prendre les doses évacuantes, il est sorti pour se promener comme s'il n'avait pas été malade. Comme je ne suis pas en état de payer le remède, c'est M. le commandant de Comeiras qui a eu la bonté de me le donner.

J'ai l'honneur, etc. MAZELS.

N° 27. AFFECTION SCROFULEUSE.

Gien, 7 mai 1839.

Monsieur,

J'ai le plaisir de vous adresser le mémoire sur toutes les traverses que j'ai essuyées pour le traitement de mes maladies, et le rétablissement de ma santé qui est si parfaite aujourd'hui. Je désire que cette vérité serve de flambeau pour éclairer ceux qui ne veulent pas voir la vraie lumière pour leur santé, tant pour le présent que pour l'avenir. Je vous autorise à donner toute la publicité convenable à ces faits, dans le but d'être utile à l'humanité souffrante.

Né de parens dartreux et scrofuleux, la corruption des humeurs était si invétérée chez moi, qu'à l'âge de deux à trois ans l'humeur me sortait par la tête d'une manière effrayante. Je passai une vie languissante, après tous les remèdes palliatifs : arrivé à l'âge de sept à huit ans, ces humeurs gâtées, toujours en mouvement, se fixèrent aux jointures des bras et des jambes et surtout sous la mâchoire inférieure. De huit à onze ans, j'urinais au lit sans m'en apercevoir. J'eus deux fièvres putrides et malignes. Bientôt, à la suite de plaisirs secrets, le vice scrofuleux se manifesta de nouveau ; mes lèvres et mon nez devinrent enflés d'une manière effrayante. Mon père me conduisit pour consulter les meilleurs médecins d'Orléans; leurs remèdes furent infructueux; on alla aux médecins de la capitale; ces Messieurs furent tous d'accord que le principe était scrofuleux au dernier degré; d'après leur avis, je bus pendant un an du sirop anti-scorbutique et beaucoup d'autres médicamens. Au bout du traitement le mal n'avait pas changé d'intensité; au contraire, il s'était aggravé et mon estomac était tellement abîmé que je ne pouvais plus rien digérer. Il me vint une gastrite et me voilà dans l'état le plus déplorable qu'on puisse voir. Je devins jaune comme un coing, je faisais peur; je vous laisse à penser les souffrances que j'ai endurées; j'ai végété longtemps; on me comparait à un déterré, à un squelette vivant, et cependant je fis des excès; voilà ce qui recuit les humeurs, les corrode et nous jette dans des maladies incurables, surtout lorsque déjà les humeurs sont originairement altérées ; aussi à cette époque il me vint des clous sur toutes les parties du corps : un crevait, un autre revenait et tous rendaient des humeurs jaunes et vertes. Tous les maux se succédaient sans intervalle, je saignais continuellement du nez, et fus atteint du mal vénérien. C'est alors que je commençai à faire usage du remède Le Roy, que je connais à fond par l'usage que j'en fis sans relâche jusqu'à ma parfaite guérison, ce qui me demanda beaucoup de patience, mais encore plus de courage. Je me disais : j'aime mieux mourir en gros qu'en détail ; c'est ainsi qu'il faut penser pour arriver à recouvrer une santé parfaite, premier bien de la vie, qui consiste en un bon appétit et l'absence de toute douleur. Enfin, j'ai adopté le remède puisqu'il m'a guéri radicalement ; il a détruit en moi le principe vicié d'humeurs que j'ai apporté en naissant, et m'a permis d'avoir quatre enfans, tous bien sains, bien portans et n'ayant jamais eu un seul bouton sur le corps.

Voilà dix-huit ans qu'a eu lieu ce traitement, et voilà dix-huit ans de santé parfaite, pouvant faire tout ce que font les hommes les mieux constitués. Que serait-il arrivé, si je n'avais pas fait corps neuf par l'usage persévérant de la Méthode curative ? Voilà dix-huit ans d'études pratiques de ce précieux médicament, l'ayant employé dans toutes les maladies avec le plus heureux succès ; et, sans doute, parce qu'elles sont toutes causées par l'altération humorale, j'ai réussi également dans tous les traitemens que j'ai fait faire à des hommes, des femmes et des enfans attachés à mon usine, et à plusieurs amis ; il ne pouvait en être autrement.

Me voilà dans ma quarantième année, je me sens plus fort que jamais, je me crois plus jeune qu'à vingt ans, pour la vivacité. Mon état complet d'une parfaite santé me fait conserver un souvenir de reconnaissance qui ne s'éteindra qu'avec mes jours. Pardon de vous avoir fatigué de mes prolixes narrations, mon peu d'instruction m'empêche de parler laconiquement, on ne peut savoir tous les états, et mon but a été de dire l'exacte vérité sur tout ce qui m'est arrivé ; le voilà rempli sans autre prétention ; mais bien pour que ce soit un exemple pour ceux qui me liront et leur apprendre que l'usage constant du remède peut les guérir et les exempter d'aussi grandes souffrances que celles que j'ai endurées. Que mon récit serve pour le bien de l'humanité, c'est ce que je désire.

J'ai l'honneur, etc. ALBIN HEME.

Observations. — Ainsi que nous le disons dans notre Exposition de la Méthode Purgative, il faut, pour guérir radicalement les affections scrofuleuses, renouveler la masse humorale, en expulsant les fluides altérés au moyen des évacuans. Le traitement est généralement long, mais avec de la persévérance on finit toujours par triompher de a cause du mal.

N° 28. FIÈVRE GRAVE, CÉPHALALGIE, AFFECTIONS DES TESTICULES, DE LA BOUCHE, DES OREILLES ET DES YEUX.

Nous avons cru devoir publier le fait suivant tel qu'il nous a été remis par son auteur, c'est-à-dire sous forme de lettre adressée à un ami antagoniste de la méthode purgative ; mais nous ne mettrons que les initiales des noms ; tout le monde comprendra notre réserve.

Lettre adressée à M. J., médecin vétérinaire, à Rambouillet.

Saint-Arnoult, 3 février 1842.

Il y a quelquefois du mérite, mon ami, à douter des choses qui paraissent vraies aux yeux du vulgaire; il y en a toujours à combattre les erreurs évidentes, et dans le seus inverse, il est déshonorant de nier l'existence de faits notoires. Ce qui donne lieu à cette observation, c'est le récent miracle qui vient de s'opérer sur moi par le bienfait de la providence ; je veux parler de la guérison des infirmités et maladies diverses dont j'ai été délivré en même temps par l'usage de la médecine Le Roy.

Comme médecin profondément instruit dans l'art, je sais que vous êtes antagoniste du mode de traitement qui m'a sauvé, et que malheureusement vous traitez de *selle à tous chevaux*. Vous aviez pourtant assez d'exemples de cures miraculeuses qui pouvaient vous convaincre de guérisons de malades abandonnés et condamnés par de célèbres médecins de Paris. Je ne vous rappellerai que M. Alphonse Bernard, attaqué de ce qu'on appelait gastrite, entérite, obstructions, débilité, ne pouvant plus manger ni digérer. En apparence, squelette ambulant qui, aux yeux de tout le monde, et vraisemblablement aux vôtres, n'avait plus que peu de jours à vivre, et sans parler de tant d'autres, et ne parlant que de moi et de ce qui m'entoure je vous citerai ma femme qui, attaquée en même temps de deux graves maladies, l'une desquelles exigeait d'après MM. Dubois et Boyer des médicamens anodins et l'autre des remèdes actifs et violens. La malade était condamnée *à vivre avec son ennemi*. Vous avez dans le temps été témoin du traitement qui, après environ dix-huit mois et quatre cent et quelques doses (six par semaine) sans interruption, ont opéré la guérison radicale de deux graves maladies dont il n'est résté aucunes traces.

Atteint il y a vingt ans d'une fluxion de poitrine, avec crachement de sang, hémorrhoïdes qui ne me permettaient pas de m'asseoir, je suis entré le quinzième jour en pleine convalescence par le seul usage du spécifique accoutumé. Quelques années plus tard, une fièvre putride compliquée avec abattement me retint au lit seize jours seulement, et ma convalescence fut prompte, toujours par le traitement de la Médecine Le Roy.

Mais ne parlons pas du passé qui n'avait pas encore formé

votre opinion ; causons un moment sur l'origine, la durée et la guérison miraculeuse de ma principale maladie, et de quatre autres accessoires, disparues pendant le traitement de celle qui paraissait la plus grave.

Ce fut le 5 octobre dernier qu'un malaise général s'empara de moi; j'attribuai les vomissemens que j'éprouvais à une indigestion. Durant six ou sept jours je me mis à la diète, je fis usage de thé et boissons.

Le huitième jour le mal empira, je l'attribuai toujours à une indigestion; mais un mal de tête extraordinairement violent, une fièvre ardente, une soif dévorante, des douleurs aiguës dans l'estomac, dans le ventre et dans toutes les articulations, me firent croire au danger. J'éprouvai le soir un léger délire.

Vous vîntes ce soir-là près de moi avec M. M., médecin, mon ami. Tous deux vous étiez d'avis qu'on me posât une vingtaine de sangsues. J'ai rejeté votre proposition avec une brusquerie que vous m'avez pardonnée. Je n'oublierai jamais la transaction que j'ai faite avec vous deux en vous livrant mes pieds et mes mollets, dont vous vous êtes emparés pour les couvrir d'une substance que vous avez laissée me martyriser durant plusieurs heures, pour soulager, selon vous, ma tête qui souffrait alors horriblement. Vous, mon ami, qui connaissez le spécifique dont j'use quand ma santé se détériore, et dont je conseille l'usage à tous ceux qui sont malades, vous n'avez pas manqué, connaissant ma confiance dans l'efficacité du salutaire médicament, dont vous ne jugiez jusqu'à présent que d'après les ignorans ou les érudits de mauvaise foi, vous n'avez pas manqué, dis-je, d'exposer à ma femme le danger qu'il y aurait à m'administrer la médecine Le Roy, à cause de la débilité extrême, de la fièvre ardente et de l'irritation où je me trouvais. Je ne pouvais plus en effet, articuler aucun son, ma voix était totalement éteinte. M. M., mon ami, m'avait donné le même avis auquel, par amitié, je semblais déférer.

Dans cette fatale nuit, où le mal de tête m'accablait, où le râle me parut le symptôme d'une mort prochaine, où mon pouls devint subitement ralenti et intermittent, malgré vos injonctions amicales, et celles de M. M., je pris la résolution de faire ce que les médecins appellent *risquer sa vie*, mais à l'insu de tout le monde, même sans consulter ma femme qui venait de me quitter. Je ne mis dans mon secret que la garde fidèle, intelligente et attentive. Elle connaissait la caisse qui renferme le médicament dont elle connaissait l'emploi ; elle m'administra une dose de vomitif qui produisit le résultat nécessaire.

Dès cette nuit le mal de tête quoique toujours subsistant diminua, et le pouls s'améliora; le matin le râle diminua, mais la voix resta encore éteinte. Soit confiance dans le remède, soit efficacité, je me trouvai mieux le reste du jour.

La position de ma femme était cruelle. Elle n'osait pas, d'après vos avis conformes à ceux de M. M., me proposer le traitement que je venais de m'administrer; mais elle apprit avec plaisir que je venais de l'entreprendre. J'exigeai le secret parce que je me disais : « Je connais le danger où je suis; si je suc-» combe, comme cela paraît probable, et qu'il soit connu que » j'ai fait usage de la Médecine Le Roy, les nombreux antago-» nistes, toujours aux aguets, ne manqueront pas de publier » partout que ma mort est causée par l'usage de la médecine » Le Roy. Il en résultera dans le public aveuglé un discrédit » de la médecine capable de tiédir même la confiance de quel-» ques faibles. »

J'avalai donc le vomitif dont l'effet me causa un malaise difficile à décrire. Mon estomac se débarrassa de substances épaisses et gluantes, de bile et de matières fétides noires et dures.

Dans le jour, mon état changea peu ; cependant l'après midi fut plus calme et la nuit meilleure que les précédentes, et déjà, à mon réveil, la fièvre avait perdu de son intensite. Je pris le purgatif, toujours à l'insu de tout le monde excepté de ma femme ; les nombreuses évacuations me fatiguèrent en apparence, mais la nuit fut bonne. Le matin, les pulsations étaient moins précipitées et d'environ cent cinquante, elles ne s'élevaient plus qu'à cent douze. C'était déjà un commencement de mieux. Je pris cinq jours de suite, toujours mystérieusement, le purgatif; à la cinquième dose, le nombre des pulsations se réduisait à quatre-vingt douze, et diminuant chaque jour, la fièvre, le mal de tête, et tous les malaises cessèrent. Alors il ne me resta qu'une faiblesse extrême dans tous les membres, tellement que le moindre mouvement ou changement de position dans mon lit me devenait impossible.

Ce fut en même temps le moment où je déclarai hautement et le régime que j'avais suivi, et l'efficacité de mon remède qui, indépendamment de la maladie compliquée et principale qu'il a guérie, me débarrassa, comme par enchantement, de quatre infirmités qui, selon toutes les apparences, pouvaient avoir de funestes suites.

La première de ces infirmités était une sécrétion régulière et continuelle dans l'oreille gauche, qui, bouchant le conduit auditif, rendait l'ouïe presque nulle dans cet organe, ce qui m'obligeait à l'usage malpropre et incommode du cure-oreille.

Secondement, soit faiblesse de mes gencives, soit mauvais état des alvéoles de mes dents, toutes, surtout les molaires, étaient ce qu'on appelle vulgairement branlantes, ce qui ne me permettait plus de manger de la croûte, ni aucun aliment exigeant mastication un peu forte.

En troisième lieu, depuis dix-huit mois j'étais affecté d'aphthes sur plusieurs parties de la langue; quelques-unes avaient disparu et plusieurs autres les avaient remplacées; il suffisait du moindre globule un peu consistant pour me causer de vives douleurs lorsqu'ils étaient sur ma langue chargée d'aphthes.

Enfin et voici le fait le plus grave qui domine tous les autres, par sa nature et son importance : rappelez-vous cette espèce de chute que je fis dans les premiers jours de mai, ou plutôt celle d'un cheval qui au repos s'abattit de peur et, en se relevant, me pressa avec le pommeau de la selle, une partie sensible du bas-ventre. Cette pression, quelque douloureuse qu'elle fût dans ce moment, ne m'empêcha pas de continuer ma course, et en rentrant chez moi, ne souffrant plus, je négligeai toute espèce de topique.

Au bout de quelques jours, j'éprouvai de sourdes et très faibles douleurs sur la partie que le pommeau de la selle avait pressée; un de nos amis communs, profond dans la science médicale, me conseillait l'apposition d'une douzaine de sangsues; mais mon aversion pour l'usage de ces reptiles me fit préférer les cataplasmes et les bains de siége. Un mois se passa dans ce simple traitement sans succès, et à l'expiration de ce mois, il survint une masse spongieuse et flasque au centre de laquelle on sentait une petite glande dure, de la grosseur d'un pois. Cette glande ainsi que la masse spongieuse au centre de laquelle on la sentait prirent une extension que vous avez constatée: jusque-là il paraissait probable que le corps spongieux et la glande allaient disparaître par absorption. Ce qui m'empêcha d'aller consulter à Paris, c'est la confiance que j'avais en M. M.; je ne m'effrayais pas des progrès que faisait en volume et pesanteur la glande et le corps qui la renfermait. J'usai d'abord de cataplasmes émolliens, puis de résolutifs sans effet.

Le malaise, les souffrances que me faisait subir la maladie principale, m'empêchaient de songer aux infirmités accessoires et de m'en occuper; cependant, immédiatement après la sixième dose, en éprouvant une chaleur dans le siége du mal, et voyant que mes urines, devenues troubles, contenaient des substances visqueuses et glaireuses, je voulus constater l'état actuel de la glande et de la substance qui la contenait. Quelle fut ma satisfaction en reconnaissant qu'il n'existait plus ni glande, ni grosseur, ni douleur dans la partie lésée, et qu'il n'en existait plus aucune trace!

J'avais peine à croire à ce miracle. Me voilà donc, me disais-je, délivré d'un abcès assujétissant à un pansement douloureux et dégoûtant, ou bien d'un sarcocèle, et d'une opération douloureuse et périlleuse. Voilà un véritable prodige! Dieu en soit loué! Quoique durant tout le temps de ma maladie, j'aie pris, même durant la fièvre, des potages très substantiels, et en dernier lieu des alimens solides, je ne sais pas à quel moment ont disparu les aphthes de ma langue et les boutons que je sentais dans mon gosier; mais il n'existe plus rien sur ma langue ni dans mon gosier, Dieu soit encore loué. Quant à l'état de ma bouche, je me suis en même temps aperçu que mes gencives et mes dents étaient parfaitement rétablies, et que je ne suis plus réduit à ne manger que de la mie de pain, puisque je ne me nourris plus que de croûte. Dieu soit encore loué! Quant à l'écoulement de mon oreille, il n'existe plus.

Je ne parle pas ici de l'organe de la vue. Il doit vous souvenir qu'il y a quatre ans, ma vue, sans causes connues, s'était tellement affaiblie, que j'avais de la peine à écrire, encore plus à lire, et que j'en avais même à me conduire. Après quelques doses de la Médecine Le Roy, ma vue s'est tellement perfectionnée, que j'ai quitté les lunettes au grand étonnement de tous ceux qui me connaissent; l'état de cet organe est rétabli, en même temps que la guérison de ma maladie et de quatre infirmités, et même elle est de nouveau parvenue à un degré de perfection surabondant. Je lis sans lunettes les caractères les plus fins, des feuilletons de journaux, des annonces, et dernièrement j'écrivais et je lisais mon écriture, par curiosité, au clair de la lune. N'est-ce pas là un petit tour de force d'un gamin de soixante dix-sept ans ? Enfin, c'est toujours un miracle opéré par ce poison de Le Roy.

Les antagonistes de la Médecine Le Roy ont des argumens contre son efficacité, mais qu'ils en aient donc pour me prouver que ce n'est pas cette médecine qui m'a guéri. Qu'ils me prouvent que c'est le thé, l'eau de violette, l'eau panée qui m'ont délivré et rétabli. Je sais, mon ami, ce que, par esprit de corps, vous manifestez sur l'usage de cette médecine, bien que vous soyez systématiquement antagoniste de la Méthode et de la Médecine Le Roy ; je sais que vous ne direz pas comme un très savant médecin de mes amis : « Il est peut-être des genres de maladies, des cas particuliers, où l'usage de la Médecine Le Roy pourrait être salutaire; mais je serais dans un état où il serait bien constaté que l'usage de cette médecine serait le seul spécifique qui devrait me guérir, je me laisserais plutôt mourir que de devoir ma guérison à ce breuvage. »

Si j'avais la moindre notion en médecine, en pharmacie, je m'imagine que je prouverais que tous les antagonistes de la Méthode Le Roy sont des gens ignorans et crédules, séduits par des gens de mauvaise foi, mais je me restreins à citer des faits qui me sont personnels. Je pourrais vous en citer d'autres, et vous en connaissez un grand nombre.

Cessez, mon ami, d'admettre les fausses théories d'hommes auxquels on ne peut refuser le mérite de la science et du talent, et qui se servent de leur esprit pour enfanter par vanité des systèmes étudiés et préparés depuis longtemps. Etes-vous du nombre des savans qui nous disent avec assurance qu'*il n'y a pas d'humeurs chez nous*. Je n'ai pas la capacité pour discuter sur cette matière. Mais je compare l'homme à un moulin : l'estomac, ce sont les meules; les intestins, les bluteaux. Quand les uns et les autres sont encrassés, le meunier les nettoie. Moi, je crois aux humeurs ; les vomitifs et les évacuans me les montrent; elles parlent aux yeux, à l'odorat, et au raisonnement le plus simple.

La Méthode de Le Roy, fondue dans celle de M. Signoret, est le meilleur de tous les systèmes. Après l'Evangile, elle est pour moi, en cas de maladie, le livre de prédilection. Je vous en adresse un exemplaire, et je crois vous faire un véritable cadeau.

J'ai l'honneur, etc. STOURM.

N° 29. EPILEPSIE.

Monsieur,

Je suis âgé de quarante ans; depuis environ sept années j'avais des attaques d'épilepsie; les médecins disaient à ma femme que c'était des attaques de nerf, que ça passerait avec le temps; mais au mois d'avril 1841, j'eus quatorze attaques dans un jour; le médecin apppelé dit qu'il n'y avait plus qu'à faire venir un prêtre pour m'administrer le dernier sacrement; ce qui eut lieu. Le lendemain, je me trouvai un peu mieux et repris connaissance, je ne me rappelai rien de ce qui s'était passé. Mon médecin me traita pendant quelques mois avec des palliatifs, et, interpellé par ma femme s'il croyait me guérir, répondit que non. « Mais si je lui faisais prendre le remède Le Roy. — Gardez vous bien de cela, dit-il, votre mari est trop faible, il ne le supporterait pas. » Ma femme ne s'en tint pas à cet avis, elle fut trouver M. le commandant de Comeiras, qui lui dit, au contraire, qu'il voulait prouver au médecin que j'étais assez fort; mais il ne lui cacha pas que le traitement serait long et qu'il me faudrait, par conséquent, du courage pour vaincre la répugnance que je pourrais éprouver par la suite. Ma femme répondit de tout. En conséquence, je commençai mon traitement au mois d'août; je pris soixante-deux doses tant vomitives que purgatives sans me reposer un seul jour; seulement alors je me reposai une semaine et je repris mon traitement pendant vingt-cinq jours; le vingt-sixième, j'eus une attaque qui fut provoquée par mon imprudence : la veille au soir j'avais mangé des noix, bu du mauvais vin blanc, et je me donnai un grand coup à la tête avec un morceau de fer; ma femme fut rendre compte de l'accident à M. le commandant, qui me fit prendre un fort vomitif et, six heures après, un purgatif (quatre cuillerées du quatrième degré). Lorsque ces deux doses eurent opéré, je me trouvai mieux et, dès ce moment, j'ai pris une dose chaque douze heures, on ne me donnait le temps que de faire un repas, six heures pour le digérer et reprendre la dose. J'ai fait ce traitement un mois de suite environ, c'est-à-dire soixante doses, à peu près, en trente jours. Mes humeurs s'étant améliorées et me trouvant mieux, mon traitement fut continué à raison d'une dose chaque jour, et enfin, depuis deux mois, j'ai pris pour habitude d'en avaler deux doses par semaine; je le fais par précaution, suivant l'avis qu'on m'en a donné; mais le fait est que je n'ai plus d'attaque, et que jamais je n'ai joui d'une aussi bonne santé que depuis que j'ai fait ce traitement. Je suis sabotier de mon état; avant de prendre le remède Le Roy, je suais à grosses gouttes et j'étais de suite fatigué; lorsque j'eus pris huit doses, les sueurs disparurent et je travaillais sans fatigue : je n'ai jamais cessé de travailler pendant mon traitement, mais seulement après l'effet de la dose. Quoique les médecins disent que le remède Le Roy est un pétard et un poison, j'en aurai toujours chez moi, tant que je vivrai, pour moi et pour ma famille.

J'ai l'honneur, etc. A. VIGOUROUS.

Nant, 28 mai 1842.

Observations. — La médication purgative ne fatigue point les malades comme se plaisent à le dire les antagonistes de cette méthode de traitement; ce fait de pratique en est une nouvelle preuve; car malgré la grande activité de la médication, le malade, si faible selon le dire du médecin, n'en a pas moins continué son travail journalier.

La lettre de M. Vigourous démontre combien le courage et la persévérance sont nécessaires pour triompher de l'ÉPILEPSIE, maladie très difficile à guérir, mais qui cependant cède plus souvent à la purgation qu'à tous les autres moyens; la guérison de M. VIGOUROUS et celle de M. FORCINAL que nous rapportons à la page 175 de l'Exposition, prouvent que même dans les cas déclarés incurables par les médecins, la méthode purgative triomphe encore.

N° 30. HYDROPISIE.

Lyon, le 21 avril 1841.

Monsieur Signoret,

C'est pour moi un devoir de conscience comme un besoin du cœur de déclarer au monde entier que je dois la vie à la méthode de Le Roy : veuillez accueillir le récit de mes maux et de mes imprudences; puisse-t-il servir de leçon à tous ceux qui se trouvent dans une position désespérée.

Née de parens jeunes et sains, ma santé fut cependant délicate pendant les premières années de ma vie; j'avais sucé deux ans un lait pur, mais insuffisant à mes besoins. Peu à peu ma santé se fortifia, et je puis dire qu'elle eût été très bonne si je n'eusse été sujette à des saignemens de nez, si fréquens et si abondans qu'ils étaient souvent suivis de maux de cœur. Le chirurgien de ma mère, consulté à ce sujet, répondit qu'il fallait laisser agir la nature. Il fut donc décidé qu'on laisserait couler mon sang. Cette affection et des douleurs rhumatismales, qui vinrent par un chaud et froid compliqués, furent pendant long-temps les seuls maux que j'aie connus. Plus tard, je fus sujette à de violens maux de dents et à différentes indispositions qui, presque toujours, furent traitées par des soins plutôt que par des remèdes. Enfin, divers évènemens qui m'affectèrent douloureusement altérèrent ma santé, et je tombai malade le 25 août 1838. Une grande lassitude, un gonflement intérieur furent les premiers symptômes; ce malaise, que je crus passager, augmenta d'intensité : une fièvre ardente s'empara de moi et bientôt je pus à peine sortir de mon lit. Nous étions alors à la campagne; un médecin du lieu qui avait de la réputation fut appelé : il déclara que j'avais une fièvre muqueuse, jointe à une grande irritation, et m'accabla de cataplasmes émolliens, de lavemens de quinine et de toutes sortes de préparations pharmaceutiques, qui me furent administrés malgré la présence des règles. Elles disparurent alors pour ne plus revenir. Mes parens, déjà partisans du système purgatif, augurèrent mal de ce traitement. Mon père entreprit de persuader au médecin que, d'après ma constitution glaireuse et divers autres motifs, une bonne purgation pourrait remédier au mal : vive opposition de la part du docteur qui, cependant, par complaisance, ordonna une potion purgative qui, je crois, contre son attente et malgré que je n'en eusse pris que la moitié, produisit sur-le-champ de nombreuses évacuations (Jugez si j'en avais besoin.) La nuit fut beaucoup meilleure, la fièvre moins forte, et mon père enchanté trouvait tout simple de continuer le lendemain ; mais arrive le docteur, qui en décide autrement ; et, après de vifs débats et d'inutiles instances, il finit par déclarer qu'il se repent d'avoir permis cette purgation ; qu'il est dangereux de la continuer et qu'il rend mon père responsable de ce qui peut en arriver. On comprend la cruauté d'une semblable menace. La quinine, les frictions, les émolliens, les boissons de tous genres recommencèrent et n'eurent pour résultat que d'aggraver ma position : à la vérité, ce traitement parvint à neutraliser les accès de fièvre, et le médecin déclara alors que j'étais guérie. En vain lui objectais-je que je me sentais mourir, que je me sentais grossir, malgré une diète absolue de vingt-un jours. Trompé peut-être par une fraîcheur de teint qui m'est naturelle, ce savant docteur assura que ma tête seule était malade, et que cet embonpoint, suite de la fièvre, se dissiperait promptement. Au lieu de cela, une toux affreuse, un crachement de sang, une oppression à étouffer, une enflure dans toutes les parties du corps, telle fut ma guérison. Ma tante désolée courut alors à Lyon chercher un second médecin ; et, malgré les ménagemens usités, son ordonnance m'apprit assez qu'il s'agissait d'une hydropisie complète. Les vésicatoires, les pilules diurétiques, les boissons analogues, tout fut essayé sans succès. Je touchai bien vite aux portes du tombeau ; aussi, d'accord avec mes parens qui partageaient ma confiance, je me décidai à avoir recours à la Médecine Curative, bien convaincue qu'il ne me restait que cette planche de salut.

C'est ici que commence une série de fautes commises par ignorance : je commençai mon traitement dans les premiers jours d'octobre 1838, après trente-cinq jours de maladie. N'ayant pour me diriger qu'une très ancienne édition de la méthode, et m'appuyant sur l'article où il est dit que le traitement de l'hydropisie rentre dans l'ordre de l'article 4 de l'abréviation, je crus faire merveille en prenant trois jours de suite deux ou trois cuillerées de purgatif, qui produisirent dix ou douze évacuations chaque fois. Le quatrième jour, repos. Je continuai ainsi quelques semaines, me reposant, souvent un jour, quelquefois deux; augmentant les doses à mesure que les évacuations diminuaient, mais pas assez pour obtenir un bon résultat. Je n'ai jamais pris plus de quatre cuillerées et demie, moitié troisième, moitié quatrième degré. Usant rarement du vomitif, à cause de ma faiblesse, qu'on eût fait cesser par une purgation active, et craignant toujours d'en trop faire, alors qu'il eût fallu doubler le volume des doses et prendre en douze ou quinze jours ce que j'ai pris en trente. Ne dormant plus, je prenais souvent une dose au milieu de la nuit, quatre ou cinq heures après, les effets étaient terminés, j'étais mieux, j'éprouvais un besoin pressant de manger, et ce premier repas, suivi de quelques instans de sommeil, était pour moi le plus beau moment de la journée. Plus tard, je ne pouvais satisfaire mon appétit (bien plus vif alors qu'aux jours de ma santé), sans un redoublement de toux, d'oppression et un battement de cœur, qui m'obligeait à rester dans un fauteuil sans faire le plus léger mouvement.

Le soir, il fallait deux personnes pour me mettre au lit le plus doucement possible, et pourtant ce faible exercice était toujours suivi d'une crise de toux qui durait quelquefois deux heures. J'arrivai ainsi au 2 novembre, jour où je fus transportée à Lyon, quoique j'eusse pris une dose et que j'évacuasse de la bile verte. Le trajet d'une heure en voiture suffit pour me mettre aux abois. La nuit fut terrible. Je pris une dose à minuit; deux heures après j'eus une crise violente, des douleurs atroces dans le côté gauche du ventre, une sueur froide et point d'évacuations; enfin, je crus toucher à mon dernier moment. Mon père, ne sachant plus que faire, après m'avoir inutilement apposé la moutarde aux pieds, aux genoux, etc., essaya de me faire avaler une dose de vomi-purgatif. Je la rejetai au bout de quelques minutes, et avec elle beaucoup de glaires et de matières mauvaises: leur sortie et la secousse qu'elle avait occasionée me soulagèrent subitement; mes maux se calmèrent et je pus goûter quelques instans de repos. Au bout de quelques heures, la même crise recommença; cette fois, je pris de suite une dose de purgatif qui me soulagea de même, sans cependant produire d'effets apparens. Ce ne fut que le soir que les évacuations commencèrent: elles durèrent toute la nuit, et me valurent quelques heures de sommeil dont j'étais privée depuis long-temps. Le lendemain, on m'appliqua des vésicatoires aux deux jambes, l'enflure diminuait, d'abondantes urines survinrent; me trouvant sensiblement mieux, j'en profitai pour me reposer quelques jours, puis je repris mon traitement comme par le passé.

Les derniers jours de l'année, après un repos de cinq jours, il me survint un redoublement de toux et d'oppression qui me mit à toute extrémité. Cette fois encore, en désespoir de cause, j'avalai deux cuillerées et demie de vomitif dans autant de thé,

Cinq vomissemens et quatorze évacuations, par les voies basses, me rendirent la respiration et diminuèrent ma toux. Dès-lors, comprenant qu'il fallait débarrasser la poitrine, je pris alternativement un vomitif et un purgatif, me reposant le troisième jour, recommençant le quatrième. Je me traînai ainsi jusqu'au printemps, tantôt mieux, tantôt plus mal, toujours plus oppressée les jours de suspension, et cependant toujours dominée par ce fatal penchant au repos. Le 15 mai 1839, mon père vous écrivit pour la première fois ; j'avais pris cent doses en cinq mois et demi ; nous étions découragés ; vous lui répondîtes par le même courrier qu'on ne pouvait suspendre le traitement sans danger, et que bien que ma guérison vous parût difficile, on pouvait espérer au moins le soulagement. Grâces vous soient rendues, Monsieur, pour m'avoir rendu l'espérance. Je repris ma purgation, et j'obtins enfin une amélioration. Je pus diminuer les doses. L'usage fréquent du vomitif avait, je crois, rétabli ma sensibilité. Je passai ainsi quelques mois sans tousser, mais non sans de fréquentes rechutes, suites inévitables d'une marche trop lente ; luttant contre le mal, contre ma répugnance pour les purgatifs, et souvent contre la faim qui venait me tourmenter au moment de les prendre, forcée que j'étais de prendre peu de nourriture pour prévenir les effets d'une digestion pénible.

Le 18 août 1839, je pus vous écrire moi-même. Je n'avais pris que soixante-dix doses en cinq mois. Vous blâmâtes cette lenteur, et me prescrivîtes de réduire l'usage du vomitif à une dose pour deux ou trois de l'autre évacuant. Ranimée encore une fois par cette voix consolante, je pris assez régulièrement quatre doses par semaine. Mais à la fin de septembre, la toux se reproduisit ; elle augmenta par degré malgré le traitement, et devint si intense que je me trouvai au mois de janvier moins mal que l'année précédente, mais dans un état à faire pitié. Une nuit, après une longue crise de toux, je fus reprise d'un crachement de sang plus fort que jamais. Sur le matin, je pris un vomitif et me purgeai cinq jours de suite. Vous remarquerez que chaque dose me faisait cracher du sang une heure après l'avoir prise, et que je n'en ai jamais vomi pendant l'action des doses, quelqu'effort que j'aie fait par cette voie. C'est à cette époque que je lus rapidement quelques faits de pratique qu'on m'avait prêtés. Dès lors, comprenant l'étendue de mes fautes et leurs funestes conséquences, je pris activement cinq doses par semaine, jusqu'au 18 mars 1840, jour où je vous écrivis, n'osant plus me reposer sans votre aveu. Je ne toussais plus et ne crachais plus de sang, j'avais repris un peu de sommeil, enfin j'étais mieux : vous me fîtes entrevoir ma guérison, permîtes du repos. J'en ai peut-être usé plus que je n'aurais dû le faire, divers incidens m'ayant obligée à suspendre des semaines entières. Cependant j'ai eu le plaisir, en vous écrivant le 9 février de cette année, de pouvoir vous dire que j'ai passé l'automne et l'hiver sans rechûtes graves, et sans tousser une seule fois. Certaines gens ont pourtant osé dire que le remède Le Roy attaquait la poitrine, et je leur apprends avec une joie indicible que je cause et chante même sans éprouver la moindre douleur dans cette partie. Vos sages avis sur le régime alimentaire ont encore amélioré ma position ; ce que je n'ai pu détruire, c'est une oppression qui me fatigue cruellement à la montée, et qui me rend impossible une marche longue ou précipitée. Sans cette affection qui, du reste, est fort diminuée, je croirais jouir d'une parfaite santé. J'attends beaucoup du temps et de la purgation que je continue toujours, bien que j'aie atteint hier le nombre de quatre cent dix-sept doses en deux ans et demi.

J'ai la conviction qu'avec plus d'expérience et de hardiesse on eût assuré ma guérison, et abrégé mon traitement. Mais après tant de maux, je bénis le ciel qui m'a conservé l'existence, et qui vous créa pour faire triompher cette sublime et bienfaisante méthode. Ma vie est un prodige pour ceux qui me connaissent ; il m'est doux de le dire, c'est votre ouvrage, Monsieur ; si tous les malades guéris par vos soins publiaient hautement les bienfaits qu'ils ont reçus, ce concert retentissant ferait pâlir l'envie et briller la vérité qu'ils étouffent par un coupable silence. Déjà plusieurs médecins assez bien famés emploient, dit-on, les évacuans. L'un d'eux a permis à son client (c'est un de nos amis) l'usage des purgatifs de Le Roy. Ce faible progrès de leur part promet quelque chose pour l'avenir, mais il y a loin de là à l'entière adoption de la méthode curative. Espérons que le temps et vos généreux efforts amèneront enfin cet heureux résultat. Recevez en attendant les remercîmens de ma famille, et l'expression d'une éternelle reconnaissance. Peu versée dans l'art d'écrire, je vous demande grâce pour les détails que j'ai tâché d'abréger le plus possible, et que vous pardonnerez au sentiment qui conduit ma plume.

J'ai l'honneur, etc. JENNY JANET,

Chez sa tante Mlle Léger, rentière, petite rue Mercière, n. 9, à Lyon.

ANNETTE LÉGER, P. JANET, père.

Observations. — Voici ce que nous écrit la malade à la date du 28 novembre 1841.

« Depuis ma dernière lettre j'ai pris 85 doses, ce qui porte le nombre à 502 en trois ans et deux mois ; je m'en trouve à merveille, mes forces ont augmenté, je fais de plus longues courses, enfin depuis cinq mois j'éprouve un mieux bien sensible. »

Ce fait de pratique est encore une nouvelle preuve que même chez les personnes les plus délicates, les plus faibles, on peut prescrire sans crainte une médication purgative active et longtemps continuée. Bien certainement cette intéressante malade doit la vie à la méthode évacuante, suivie avec une persévérance et un courage bien rares ; Mlle

J. Janet l'a compris et voulu le publier hautement, pour indiquer à d'autres pauvres malades les moyens de recouvrer la santé; c'est un devoir sacré qu'elle a voulu remplir et dont malheureusement beaucoup d'autres personnes croient pouvoir se dispenser.

N° 31. FIÈVRE CONTINUE.

Monsieur,

J'habite Espalion en qualité de professeur de seconde. Il y a environ un an que je quittai mon poste pour aller prendre mes vacances chez mon père, à Nant. Peu de jours après mon arrivée au sein de ma famille; je fus atteint d'une fièvre continue; je perdis l'appétit et le sommeil; je sentais des maux de tête et des tiraillemens d'estomac. Le commandant de Comeiras m'exhorta à prendre le remède Le Roy. Je commençai immédiatement mon traitement suivant l'article 4 de l'abréviation (article 11 du résumé de l'Exposition). Je pris six doses de suite tantôt vomitives, tantôt purgatives; je pris deux jours de repos, et je recommençai ma purgation jusqu'au douzième jour; mon mal allait en augmentant, et j'eus besoin que M. le commandant fût là, pour me persuader que c'était la mise en mouvement des humeurs qui en était la seule cause. Il m'engagea à continuer, et j'en pris jusqu'à vingt et une doses. Dès le quatrième jour de mon traitement, ma sensibilité interne s'étant beacoup affaiblie, je fus obligé d'employer le quatrième degré, et de porter la dose jusqu'à quatre cuillerées. La fièvre disparut enfin avec les maux de tête; l'appétit et le sommeil revinrent entièrement, et depuis je n'ai jamais joui d'une meilleure santé. Bien persuadé qu'il n'y a pas d'autre moyen curatif que les évacuans de Le Roy, je suis bien décidé à ne plus avoir recours aux médecins, toutes les fois que je me trouverai indisposé; et je conserverai une éternelle reconnaissance à l'illustre auteur de ce remède.

J'ai l'honneur, etc. ZÉPHIRIN CASTAN,

Professeur de seconde au collége d'Espalion.

Nant, le 28 septembre 1840.

N° 32. ACCIDENS PRODUITS PAR DES VERS.

La Rochelle, 4 avril 1841.

Monsieur,

Il y a huit ans, ma fille la plus jeune, âgée de deux ans alors, fut atteinte d'une maladie des plus graves. Un docteur fut aussitôt appelé et lui donna des soins assidus et empressés. Elle fut prise subitement, perdit la parole; ses yeux étaient tournés et son corps sans mouvement: une plénitude de poitrine lui donnait un râle, qui nous faisait craindre de la perdre à chaque instant. Le médecin la purgea, mais avec un tel ménagement, qu'au bout de onze jours de traitement l'enfant était tel que le premier. Tout espoir était perdu, lorsqu'on prévint le père de me faire sortir afin de m'éviter le douloureux spectacle de voir mon enfant mourir dans quelques heures. Sans perdre de temps, le père, à mes prières, lui administra une dose de purgatif; aussitôt le râle se modéra, et deux heures après elle rendit un très gros ver; nous récidivâmes une seconde dose; même succès; à la troisième, l'enfant nous appela: Maman! papa! Jugez de notre joie; elle fut bien grande, et six jours de traitement lui rendirent ses forces et sa jolie gaîté.

J'ai l'honneur, etc. F^{me} PASQUERON, née BOUSSEAU.

Observations. — Il arrive fréquemment que la présence de vers dans le tube digestif amène des accidens fort graves surtout chez les enfans très jeunes; il faut donc s'empresser de recourir à une médication purgative assez active pour les expulser de l'économie, et ne pas attendre que la vie soit près de s'éteindre; car il pourrait arriver qu'on ne fût pas si heureux que dans le fait qui vient d'être rapporté.

N° 33. ENTORSE.

Tour-de-Pré, près Avallon (Yonne).

Monsieur, Le 9 mai 1842.

J'ai eu le malheur de me fouler le pied, il y a quinze jours; n'ayant pu trouver de voiture j'ai dû faire trois lieues à pied, ce qui m'avait horriblement fatigué. En arrivant chez moi, le bas de la jambe était aussi gros que ma cuisse et le sang était répandu jusque au-dessus du mollet. J'ai envoyé chercher un chirurgien, craignant qu'il n'y eût quelque chose de dérangé, tellement je souffrais. Il me dit qu'il croyait que tout était en ordre, mais que l'enflure était trop forte pour bien juger, que je souffrirais long-temps, et serais six semaines au moins sans bien marcher; je lui répondis que non, allant me purger. Il se mit à rire et dit : « Il faut bien que les enfans s'amusent. » (Il sait que je ne me traite qu'avec les purgatifs et me fait toujours la guerre.) Je pris ma première dose en sa présence, en lui disant que l'enfant irait bientôt lui demander à déjeûner. Lorsque deux jours après il est venu me visiter il a été surpris de voir combien le gonflement avait diminué; mais ce qui l'a bien plus étonné, c'a été de me voir dans les champs, auprès de mes ouvriers, marchant passablement au bout de six jours; il m'en a fait compliment en me disant : C'est étonnant!...

J'ai l'honneur, etc. A. COLLINET.

Observation. — Ce fait est vraiment remarquable; on sait combien les entorses sont longues à guérir et ici au bout de six jours de purgation le malade put marcher. Une aussi rapide guérison doit faire impression sur le médecin qui en a été témoin et nous désirons, dans l'intérêt de l'humanité, que ce fait, joint à ceux dont il a déjà eu connaissance, le porte à modifier sa pratique.

N° 34 GOUTTE SCIATIQUE.

Monsieur Signoret,

J'ai l'honneur de vous annoncer qu'au mois d'avril dernier,

j'ai été attaqué d'une goutte sciatique, qui m'occasionait des souffrances inouïes ; au moindre mouvement, je poussais des cris à être entendu d'une portée de fusil ; le médecin de notre pays ayant été appelé pour me porter secours, après m'avoir traité pendant six semaines et m'avoir fait poser les sangsues, résolut d'appeler un de ses confrères pour l'aider de ses conseils. Le premier penchait pour l'application de l'emplâtre-vésicatoire sur la hanche, et le second, pour les sangsues, au nombre de trente à quarante, au même endroit. Effrayé de ce dernier moyen, je résolus d'appeler un de mes parens, ayant l'habitude de se traiter avec la Médecine, dite de Le Roy, et je l'ai prié de m'aider de ses conseils.

Le médecin venait me rendre ses visites à un jour d'intervalle, et mon cousin de même alternativement.

La première dose, qui se composait de quatre cuillerées de purgatif deuxième degré, amena douze à treize évacuations, qui me procurèrent un grand soulagement, et je passai une nuit parfaitement tranquille, sans m'éveiller et jouissant d'un profond sommeil.

Le lendemain, jour de la visite de mon médecin, je ne sentais aucun mal, et il fut fort surpris du changement subit de ma position, attendu, disait il, qu'il craignait une luxation dans un moment de crise et que je fusse estropié pour ma vie.

Il approuva alors, vu l'amélioration spontanée de ma santé, de m'être abstenu des sangsues et ne m'ordonna rien que du courage, et qu'en ce moment il apercevait un grand espoir de guérison.

Le lendemain, je pris encore quatre cuillerées de purgatif, qui produisirent dix évacuations assez abondantes ; ma position s'améliorait chaque jour.

Deux jours après, je pris une demi-bouteille de purgatif deuxième degré, qui ne me procura pas plus d'évacuations que la fois précédente ; je sentais un appétit assez dominant, et me levai pour accélérer le pot au feu, vu l'absence de mes parens.

Deux jours après, je pris une demi-bouteille de purgatif quatrième degré, qui me procura un assez grand nombre d'évacuations, et fus ce même jour me promener dans le jardin, au grand étonnement des personnes qui m'avaient vu dans la position où j'étais auparavant.

Deux jours après, je pris encore une demi-bouteille de purgatif quatrième degré, et par demi-bouteilles ; je fis usage de trois bouteilles, pour arriver à parfaite guérison.

Depuis cette époque, je rends grace à la médecine, et engage tous les partisans de votre méthode à vous aider dans vos efforts pour la maintenir, afin de propager, par ce divin remède, le bien-être de la santé, qui est le plus grand trésor de l'espèce humaine, et je finis, monsieur Signoret, etc.

LEFÈVRE, fils de Lefèvre-Robert.

Cumières, près Epernay, 12 août 1842.

Observations. — Comme nous le disons à la page 151 de l'Exposition de la Méthode Purgative, c'est une erreur de croire que les doses les plus volumineuses sont celles qui opèrent le mieux ; souvent c'est tout le contraire et nous avons tout lieu de croire que le malade aurait obtenu le même résultat avec des doses beaucoup plus faibles.

N° 35. MALADIE GRAVE.

Chamouille, près Chavignon (Aisne).
Le 14 mai 1842.

Monsieur,

Etant tombé dangereusement malade, dans le courant du mois de mai 1840, et ayant consulté plusieurs médecins qui ne purent me procurer la guérison et me condamnèrent, je m'abandonnais à la Providence lorsque j'eus le bonheur de rencontrer un homme charitable qui me procura un écrit de Le Roy, dans lequel j'ai trouvé l'indication d'une espèce de médicament, dont j'ai fait usage de suite. Après plusieurs doses, voyant que je m'en trouvais bien, j'ai continué pendant deux mois de suite, et j'ai été radicaement guéri de ma maladie.

Depuis j'ai fait connaître ce médicament à plusieurs personnes, qui en ont fait usage et s'en sont bien trouvées; elles y ont, comme moi, une grande confiance et peuvent témoigner de son efficacité.

Je suis, etc. THÉODORE DUBOIS, carrier.

Observations. — Cette lettre prouve mieux que tout ce qu'on pourrait dire que c'est un devoir sacré de faire connaître le moyen à l'aide du quel on a triomphé de la cause du mal et rétabli sa santé ; M. Th. Dubois doit sa guérison au partisan de la méthode curative qui lui a prêté le livre de Le Roy et lui à son tour, en faisant connaître à d'autres malades le médicament dont il avait fait usage, a eu le bonheur de leur rendre la santé, de leur sauver la vie peut-être.

N° 36 RETOUR D'AGE, SUPPRESSION MENSTRUELLE, GOUTTE.

Monsieur,

Depuis plus de vingt ans je fais usage des évacuans de Le Roy ; la première fois que je les employai ce fut pour ma femme, à l'époque de son retour d'âge ; par suite d'une suppression, une maladie très grave s'était déclarée ; je la purgeai d'après l'article 3 de l'ordre du traitement de Le Roy, (article 10 du Résumé de l'Exposition), et je parvins à lui sauver la vie; le sang reprit son cours par les voies basses et sortait noir comme de l'encre ; et chaque fois qu'elle évacuait elle perdait connaissance ; elle rejeta six pintes de sang et une même quantité d'humeurs noires ; il fallait ouvrir portes et fenêtres, car nous étions asphyxiés par l'odeur infecte des matières et du sang évacués : si j'avais écouté son médecin qui est venu la voir dans cette cruelle position, elle ne serait plus à moi. Elle a pris trente-six doses et s'est radicalement guérie.

Quant à moi, j'ai été perclus de tous mes membres, il y a dix ans, et condamné à mourir par un docteur en médecine ; j'étais affecté de la goutte, il ne pouvait pas me guérir, me disait-il, il espérait seulement calmer le mal par les saignées ou les sangsues; je lui répondis que calmer n'était pas guérir et lui dis que la purgation était plus certaine pour arriver à ma guérison que la saignée. Je ne fus point d'accord avec lui ; il voulut savoir quels étaient les médicamens dont je voulais faire usage et quoique bien malade je m'écriai : « Vive les médicamens de Le Roy, et béni soit le jour où il est né ! » Après avoir entendu mon discours, il me dit pour m'épouvanter que si je continuais à prendre cette médecine, je n'avais pas six semaines à vivre, et qu'il m'en ferait bien son certificat ; je lui répondis : « Puisque cette médecine n'est propre qu'à détruire ma santé, dites-moi pourquoi je n'ai pas succombé ; car, dès le premier jour où je tombai malade, j'en fis usage très activement ; j'en pris d'abord quatre doses en deux jours, puis je continuai à prendre une dose par vingt-quatre heures, et en vingt-deux jours j'en ai pris vingt-quatre fois. Si le médicament était tel que vous le dites, je serais déjà mort et même dès les premières doses, vu la grande faiblesse où j'étais » Il me fit réponse que le soulagement que je croyais ressentir n'était qu'une fausse apparence. Malgré son funeste pronostic, je n'en continuai pas moins, et j'en ai pris soixante-quinze doses pour arriver à ma guérison.

J'ai l'honneur, etc. CAVELIER, marchand de bois.

Louviers, 16 février 1842.

N° 37 AFFECTION CHRONIQUE GRAVE.

Gouzangrez, 30 juin 1842.

Monsieur Signoret,

Ma maladie a commencé en 1830 et a cessé en 1841 ; pendant tout ce temps j'ai éprouvé des maux d'yeux, des boutons au visage et des clous sur tout le corps. J'ai consulté plusieurs médecins, qui n'ont pu me guérir, et la maladie s'est aggravée de plus en plus. J'ai eu aussi des irritations nerveuses, des tremblemens, de grands maux de tête ; j'étais rempli de boutons et j'avais mal à la langue, aux gencives, à la gorge, des aigreurs d'estomac, beaucoup de coliques dans le bas-ventre et des glandes ; j'avais enfin tout le corps en feu. Les médecins que je consultai me conseillèrent des bains, des saignées et la diète, moyens qui ne servirent qu'à me rendre plus faible, et à augmenter les feux que j'avais. Je gardais le lit momentanément et quelquefois je me promenais, mais très peu. Comme ma position empirait de jour en jour, on me dit qu'il ne fallait rien faire et que le mal se passerait comme il était venu; comprenant ce que cela voulait dire, je me suis décidé à prendre la Médecine de Le Roy. Après cinq doses, prises de suite, je me trouvai mieux, et j'en continuai l'usage pendant quatre ans sans discontinuer, et maintenant je me porte bien et j'ai le tempérament aussi ferme qu'autrefois.

Dès que je fis usage des évacuans, je pus quitter le lit, après que les effets avaient eu lieu, et j'aidais aux évacuations en prenant des lavemens.

Il y a sept ans que je connais la méthode purgative, et maintenant je recours à mon remède salutaire dès la moindre indisposition que j'éprouve. Le dernier médecin qui m'a traité, ayant su que j'usais de cette médecine, disait aux habitans que je me brûlais le corps avec ces médicamens ; mais je prouve le contraire, car tous les feux que j'avais auparavant dans l'intérieur et l'extérieur sont bien disparus, grâce, non pas aux médecins, mais au purgatif. On ne pourrait s'imaginer les humeurs infectes que les évacuans m'ont fait rendre.

J'ai bien l'honneur, etc. F^me^ CHARPENTIER.

N° 38 TUMEUR BLANCHE.

Dans l'*Exposition de la Méthode purgative*, nous nous exprimons de la manière suivante :

« La purgation est de tous les moyens celui qui réussit le
» mieux, et nous sommes heureux de pouvoir dire que cette
» médication réussit généralement, et même dans des cas dé-
» sespérés ; nous venons d'en avoir un bel exemple. M. Thier-
» celin, adjoint au maire d'Epernay, était affecté depuis long-
» temps d'un gonflement du genou, qui avait résisté à tous les
» moyens employés : il ne restait plus d'espoir que dans l'am-
» putation de la cuisse. Dans cette position, le malade cédant
» aux sollicitations de quelques amis, qui lui conseillaient de-
» puis long-temps la purgation, se mit en traitement, même
» sans nous consulter, et dès ce moment son état s'est amé-
» lioré chaque jour. La jambe, considérablement fléchie sur
» la cuisse, s'est étendue ; les douleurs se sont calmées. Il y a
» dix-huit à vingt mois que le traitement a été commencé, et
» cette année le malade est allé à la chasse. »

M. Thiercelin, qui est actuellement parfaitement guéri, et depuis long-temps déjà, nous écrivait ce qui suit il y a quelques mois :

« ..... Il paraît, Monsieur, que dans votre dernier ouvrage
» vous avez cité ma guérison ; vous avez très bien fait, dans
» l'intérêt de l'humanité, car il est vrai que c'est à votre mé-
» thode seule que je dois ma guérison miraculeuse.

» J'ai l'honneur, etc. THIERCELIN.

» Epernay, le 7 novembre 1841. »

N° 39 CHOLÉRA MORBUS.

Nous trouvons dans un ouvrage publié à Marseille en 1838, par M. J.-B. Cazeneuve, ancien membre de l'armée d'Orient, le passage suivant :

« Arrivé récemment des parages de Gênes, de Rome, de Naples et autres lieux d'Italie, cruellement visités par le *fléau asiatique*, nous avons recueilli dans notre intéressante course des documens précieux au sujet du *traitement du choléra*, par des *médicamens actifs*, employés avec succès et en temps utile, ainsi que le prescrit la *Médecine curative* du docteur Le Roy, de Paris. Citons des exemples : Un de nos compatriotes, le digne M. Bérard, médecin français, exerçant dans les hospices de Rome, et assez considéré dans cette ville pour s'être attiré la bienveillance de S. S. le pape Grégoire XVI, a opéré des cures, fréquentes et radicales, en administrant vivement au début de la maladie et suivant les prescriptions du *moderne mode médical*, des purgations propices analogues à la violence du mal, et appuyées du secours des stimulans, des sinapismes et de larges cataplasmes de lin sur la région de l'estomac. Si, d'un autre côté, nous compulsons les expériences faites depuis les dernières invasions du choléra en Europe, nous nous assurerons que les médecins de Prusse, de Russie et d'Allemagne, ont reconnu et déclaré que *les vomitifs et les purgatifs* qui, *seuls*, peuvent détruire les virus cholériques, en expulsant les humeurs putréfiées, c'est-à-dire, *la cause morbide*, sont les seuls procédés efficaces, disent-ils, qui, aidés des rafraîchissans, *peuvent réellement guérir les cholériques*. Ces moyens puissans ont *souvent* été employés par nos missionnaires français, à Rome, dans des cas critiques à l'excès ; ils pensaient, avec raison, que la *méthode évacuante*, dirigée contre la *corruption* humorale, unique cause des maladies, et nullisant les effets de cette cause totalement expulsée, était celle à préférer au milieu de tant d'autres, toutes inefficaces ; et par son usage sagement appliqué, ils ont souvent obtenu le salut de leurs cliens.

(*Planche de salut*, Mémoire par J.-B. Cazeneuve, Marseille, in-8°, pag. 17 et suiv.)

Observations. — La Méthode curative de Le Roy, réimprimée tant de fois et traduite dans presque toutes les langues, a trouvé de nombreux partisans parmi les médecins étrangers et nationaux : nous savions déjà qu'en Italie plusieurs praticiens l'avaient adoptée, et nous sommes heureux d'apprendre que c'est un médecin français qui la pratique à Rome. En France, beaucoup de médecins reviennent de leur prévention, éclairés qu'ils sont par les cures extraordinaires dues aux évacuans, et de nombreux mémoires s'impriment chaque jour pour conseiller l'emploi des émétiques et des purgatifs; il est vrai que dans ces ouvrages le nom de Le Roy ne se trouve pas seulement cité, mais, qu'importe, ce n'est pas la gloire qu'a cherchée Le Roy, il a voulu être utile, il l'a été, et si les idées médicales se tournent maintenant vers les doctrines humorales, c'est bien à l'illustre auteur de la Méthode Curative qu'on le doit.

Cependant, comme nous l'avons déjà dit, plusieurs médecins ont franchement adopté cette Méthode. M. le chirurgien Lelouis, de La Rochelle, qui avait déjà publié un mémoire in-4° sur le traitement des maladies, d'après la méthode de Le Roy et dont il a été rendu compte dans la *Gazette des Malades*, a fait imprimer depuis cette époque un *Recueil d'observations médicales*, in-4° (1), lesquelles sont précédées de considérations pratiques fort intéressantes et dont nous transcrivons ici quelques passages :

» Lorsque la bonté d'une méthode est contestée par des hommes capables de la juger, il est du devoir de ceux qui en ont obtenu de bons résultats, de présenter les faits qui les caractérisent, afin qu'elle puisse être classée dans le rang qui lui appartient et servir de point d'appui à la science dont elle fait partie.

Cette vérité, étant applicable à toutes les sciences en général, doit mériter une attention particulière pour celle qui tend à conserver la vie des hommes : c'est pour cette raison que je vais présenter, dans ce recueil, de nouveaux faits, produits par la méthode des purgatifs ; et, afin que personne ne puisse les révoquer en doute, je les prendrai, presque tous, parmi les personnes de cette ville qui en ont fait usage.

. . . .

Convaincu que les doctrines médicales ne peuvent être bonnes qu'autant qu'elles sont basées sur des faits indestructibles et expérimentées avec franchise et loyauté, j'ose me hasarder à présenter aux hommes de l'art, amis de la vérité, des observations qui me sont personnelles, ainsi que quelques-unes de celles qui appartiennent à mes confrères, dans l'espérance qu'elles aideront à trouver l'explication des phénomènes que présente la nature dans sa marche, en indiquant aux médecins ceux que produisent les remèdes dans lesquels ils peuvent trouver la règle de leur conduite.

Je n'ose pas, cependant, trop présumer de l'influence que peuvent avoir ces observations; mais je les crois dignes de fixer l'attention des médecins de toutes les croyances, parce qu'elles sont presque toutes le résultat de traitemens avec les purgatifs, à des malades regardés incurables par un grand nombre de membres de la Faculté ; qu'elles sont, en outre, fournies par cette méthode qui a tant de détracteurs, et qu'elles peuvent aider à fortifier l'opinion des gens de l'art, qui regardent les humeurs comme causes efficientes de beaucoup de maladies, parce qu'elles présentent presque toujours la preuve incontestable que ce n'est pas en vain que quelques médecins s'en occupent, puisqu'ils le font avec succès.

Et, d'ailleurs, comment n'obtiendraient-ils pas ces succès, les fonctions de l'estomac, dérangées par le séjour de matières bilieuses, glaireuses et vermineuses, plus ou moins putrides ; les mauvais

(1) RECUEIL D'OBSERVATIONS MÉDICALES, PAR M. F. LELOUIS, *de la Rochelle, maître en chirurgie, ex-chirurgien de première classe des hôpitaux militaires, membre de la Société d'Agriculture de La Rochelle et de celle des Sciences et des Arts de Rochefort.*

élémens introduits dans sa cavité, qui ne sont propres qu'à former un mauvais chyle et par suite de mauvais élémens pour l'entretien de la vie, et les digestions imparfaites, ne sont-ils pas autant de causes de dégénérescence des humeurs? Croit-on que les mauvais airs respirés, les miasmes qui s'élèvent des corps en putréfaction, l'inoculation de la peste, de la petite vérole, de la syphilis et les funestes effets de toutes les contagions, ne nous offrent pas autant de preuves des vices que peuvent contracter les liquides qui entrent dans la composition du corps humain? En douter, n'est-ce pas une erreur que les résultats confirment tous les jours à la raison des hommes qui étudient la nature!

Enfin, si nous avions besoin de preuves nouvelles, pour attester que ces causes délétères peuvent affecter la pureté de tous ces liquides, ne les trouverions-nous pas dans les ordonnances des médecins, qui sont les moins disposés à accorder à l'humorisme quelques effets évidemment nuisibles? N'indiquent-ils pas à leurs malades des alimens de telle ou telle espèce, des remèdes de telle ou telle vertu, et la jouissance de l'air le plus pur de la nature?

En se conduisant ainsi, n'est-il pas évident que ces médecins ont l'intention d'aider les organes dans la réparation de leurs facultés dérangées par la cause morbide qui a fait réclamer leurs secours? N'est-ce pas ainsi qu'on purifie la masse des humeurs, et que l'on donne aux solides la force et les qualités nécessaires, pour remplir ponctuellement les fonctions qui leur sont dévolues? Et que fait-on en employant ces purgatifs, si ce n'est d'aider ces organes à se débarrasser des humeurs qui les oppriment.

N'a-t-on pas le même but dans l'emploi des sétons, des cautères, du garou (ou sain-bois), des vésicatoires, des moxas et de tous les émonctoires que l'on pratique dans quelques unes des parties du corps? et les sangsues elles-mêmes, qui emportent toujours une portion des principes de la vie, ne produiraient-elles pas les mêmes effets, si elles étaient toujours employées dans des cas de simples phlegmasies ou d'engorgemens purement sanguins; mais elles le sont si souvent, d'une manière intempestive, que leurs effets sont, dans la majeure partie des cas, plus nuisibles qu'utiles. Et n'est-il pas hors de tout principe thérapeutique de les employer dans les gastrites bilieuses, vermineuses, adynamiques, ou dans celles qui résultent seulement de mauvaises digestions, etc., comme le font tous les jours les aveugles partisans de la méthode physiologique, ainsi que je le prouverai dans quelques unes des observations contenues dans ce recueil.

Je dois cependant, en rendant hommage à la vérité, dire que souvent l'expérience m'a prouvé que les purgatifs ne produisent de très bons effets qu'autant qu'ils sont administrés sans interruption, plusieurs jours de suite, ainsi qu'on le verra par les observations qui font la base de ce mémoire, ce qui tient sans doute à une sorte d'excitement produit et entretenu dans les organes de la digestion, lequel fait naître un afflux considérable des humeurs surabondantes et délétères, qui n'aurait pas eu lieu sans ce moyen, qui est en même temps dérivatif, évacuant et dépuratif; effets qui sont indispensables dans tous les cas d'engorgement et de congestion, dans les viscères essentiels à la vie, pour obtenir une guérison parfaite, attendu que ce n'est qu'en profitant de l'attraction excitée qu'on opère ce résultat, qui serait nul promptement, si on laissait aux petits vaisseaux intestinaux le temps de revenir dans leur état naturel qui ne leur permet pas d'attirer avec affluence, dans les cavités de ces organes, les liquides qui circulent ou stagnent dans quelques unes des parties du corps.

Je sens que pour faciliter l'intelligence publique, il conviendrait peut-être que je donnasse quelques developpemens aux causes de ces attractions afin d'être bien entendu, et qu'il serait aussi essentiel d'expliquer comment la circulation du sang et du système lymphatique, enrichie à tous les momens par les produits des digestions nouvelles, porte dans toutes les parties de l'organisme les élémens de la vie; comment il se fait qu'elle dépose, lorsque la santé est parfaite, dans l'insterstice des muscles, dans le tissu cellulaire ambiant, qui enveloppe ou qui aide à former ce beau mécanisme, une portion de ses produits, sous la forme de graisse ou d'huile, pour y stagner, lubréfier les parties, leur donner de meilleures formes, et enfin servir, dans les temps de disettes ou de maladies, à l'entretien de ce superbe édifice.

Comment les extrémités des artères, des veines et des vaisseaux lymphatiques, absorbent tous ces dépôts, ou parties, lorsque la nature les réclame pour sa conservation, ou qu'ils sont attirés par l'estomac ou les intestins, quand on emploie dans leurs cavités un stimulus, propre à produire une dérivation épuratoire des principes de la vie altérés par une cause délétère qui tend à les désorganiser.

Comment, dans certains cas, ces mêmes extrémités d'artères, de veines et de vaisseaux lymphatiques versent dans l'abdomen, la poitrine, la cavité cérébrale et toutes les autres parties du corps, une quantité considérable de sérosité qui y forme des hydropisies, des stases ou autres maladies; et comment la nature, aidée par des remèdes appropriés, et même quelquefois spontanément, repompe cette même sérosité, pour l'expulser au dehors par toutes les voies excrémentitielles. Mais cette partie de la science exige des détails dans lesquels les bornes que je me suis prescrites, dans ce recueil, ne me permettent guère d'entrer; je les ai d'ailleurs esquissés dans mon premier mémoire, afin de prouver combien j'étais fondé à adopter la méthode des purgatifs, dans tous les cas où les humeurs détériorées ou surabondantes me semblaient être les causes des maux que j'avais à combattre.

Après avoir reproduit la partie de son premier Mémoire, relative aux fonctions digestives et qui prouve, d'une manière physiologiquement irréfragable, combien est rationnelle la méthode purgative, M. Lelouis ajoute :

Je pense que cette légère esquisse des fonctions importantes des organes de la digestion est suffisante pour bien faire comprendre la cause des bons résultats obtenus par la méthode des purgatifs, en circonstances opportunes, et apprécier la préférence que je leur accorde; mais je dois faire observer, en même temps, que ce n'est que parce que je suis bien convaincu que ces purgatifs produisent ces effets attractifs et dérivatifs, qu'ils méritent de ma part une prédilection particulière, malgré qu'ils soient regardés, par beaucoup de médecins modernes, comme des drastiques infernaux, des poisons très dangereux, et cela, contrairement à l'opinion des anciens médecins, qui les ont classés depuis long-temps dans presque tous les codex de pharmacie; savoir : le purgatif, sous le titre d'*eau-de-vie allemande*, et le vomitif, sous celui de *vin émétique*; mais ils ont, à la vérité, été un peu modifiés et différemment préparés par le chirurgien Le Roy; de manière qu'en conservant leurs vertus vomitives et purgatives, ils agissent sans intermédiaires ; n'exigent point, ainsi que je l'ai déjà dit, de liquides accessoires pour faciliter leur action; et il est si facile de modérer leurs effets ou de les accroître à volonté, qu'on peut les appliquer sans crainte, plusieurs jours de suite, quand les symptômes des maladies l'exigent, soit aux enfans de l'âge le plus tendre et les plus délicats, soit aux vieillards les plus décrépits ; et il est naturel de penser que la Faculté de médecine de Paris, il y a à peu près quatre-vingts ans, ne les aurait pas fait insérer dans les codex de pharmacie, si elle eût reconnu qu'il résultât de leur emploi tous les dangers que leur attribuent les médecins physiologistes.........................

D'ailleurs, si ces remèdes trouvent tant de détracteurs, depuis qu'ils sont préconisés par le chirugien Le Roy, il ne faut pas s'en étonner, c'est le sort qu'ont éprouvé presque toutes les nouveautés dans ce genre. L'antimoine n'a-t-il pas été, pendant cent vingt ans, un sujet de dispute médicale? et n'a-t-il pas donné lieu à une censure sévère de la part de la Faculté de médecine de Paris, *appliquée injustement, en l'année 1560, à Louis Delaunay, médecin de La Rochelle*, et cependant l'antimoine a été conservé comme un remède précieux ; il a résisté à toutes les chicanes qui lui ont été suscitées, et il est sorti victorieux de la lutte ridicule que la prévention, l'ignorance et la mauvaise foi avaient introduite parmi les médecins. Un pareil résultat est sans doute réservé aux remèdes attribués au chirurgien Le Roy ; et cela est d'autant plus présumable, que le vomi-purgatif a l'antimoine pour principal agent, et que le purgatif est composé des médicamens dont se servent, tous les jours, les médecins dans le traitement des malades qui leur sont confiés. Et, d'ailleurs, leurs succès ne peuvent plus désormais être contestés par les hommes de bien ; ils doivent, en conséquence, résister à toutes les chicanes de l'envie, de l'égoïsme, de la mauvaise foi ou de l'ignorance, pour continuer leurs heureux succès sur les pauvres humains, abandonnés comme incurables par les médecins, qui ne connaissent ni la manière de s'en servir ni leurs vertus.

Ainsi que je l'ai dit, ces remèdes portent, l'un et l'autre, leurs stimulus directement sur les membranes internes de l'estomac et des intestins, sans qu'il reste après leurs effets ces lassitudes et ces faiblesses qui accompagnent presque toujours les purgatifs à grands lavages ; et ils doivent sans doute cette vertu à leur petit volume et aux menstrues qui entrent dans leur composition, lesquels neutralisent l'effet irritant des ingrédiens, d'où dépend leur action purgative, en même temps qu'ils modèrent et facilitent les efforts gastriques et péristaltiques qu'ils font naître pour produire leurs effets ; ce qui me paraît très évident, par le peu de fatigue que ressentent les malades après qu'ils en ont fait usage, et par la facilité qu'on a de les réitérer, dans certaines circonstances, jusqu'à trois fois par jour, sans que les malades soient sensiblement affaiblis, malgré que ces remèdes produisent, dans ce laps de temps, vingt-quatre à trente selles, et cela sans qu'il en résulte, dans les intestins, le moindre signe d'irritation causée par eux. L'embarras qu'y éprouvent quelquefois les malades, dans ces circonstances, après leurs effets, étant produit, ainsi que je l'ai déjà dit, par la présence des fluides qui y ont été attirés par ces remèdes, et dont les impressions irritantes qu'ils font éprouver à la membrane muqueuse de de ces organes, disparaissent promptement par l'emploi d'une nouvelle dose qui les expulse de la masse générale : ce qui arrive surtout quand les premières n'ont pas produit autant d'évacuations qu'on pouvait le désirer.................................

Les autres espèces de purgatifs pourraient bien, dans certains cas, produire les mêmes résultats; mais leurs grands lavages relâchent les tuniques intestinales et gastriques et ne provoquent que l'évacuation des matières excrémentitielles, actuellement existantes dans leurs cavités, à moins qu'ils ne soient drastiques et souvent répétés dans un petit laps de temps, ce qui n'est pas toujours possible, attendu qu'ils excitent trop fortement ces organes, et qu'ils n'ont pas la vertu de calmer l'irritation qu'ils produisent, d'où il suit que, dans des cas où une forte dérivation est indispensable, les purgatifs attribués au chirurgien Le Roy, doivent leur être préférés ; et cette préférence est d'autant mieux fondée, que, dans les cas précités, ce n'est qu'en profitant de l'attraction commencée dans l'estomac et les intestins, qu'on parvient à determiner une dérivation salutaire, et souvent cette épuration de la masse générale, nécessaire au rétablissement des malades.

Les premières doses administrées ne donnent qu'une légère secousse à tous les vaisseaux du tube intestinal et de l'estomac lui-même, et n'évacuent que les matières contenues dans les cavités de ces organes, sans entraîner avec elles aucun des produits des vaisseaux excrétoires résultant de la dérivation épuratoire qu'on veut opérer; il devient en conséquence très urgent d'en administrer une deuxième dose, le plus promptement possible, laquelle quoique prise incontinent, produit souvent à peine cet effet ; et, dans ce cas, elle entraîne seulement les restes excrémentitiels, qui avaient résisté, dans les loges intestinales, aux effets de la première. Il n'est pas rare, cependant, de s'apercevoir, par une certaine quantité de fluide huileux de couleur de térébenthine, qu'il y a déjà attraction produite ; et, pour le médecin qui connaît l'effet de ces remèdes, ce serait n'avoir rien fait de bien, s'il ne continuait pas, deux autres jours de suite, leur administration, en augmentant quelquefois les doses pour bien fixer l'afflux humoral qu'il désire établir dans ces organes ; il aurait, au contraire, aggravé inutilement, *mais en apparence seulement, l'état des maladés*, par le malaise qu'éprouveraient l'estomac et les intestins, causé par la présence des liquides, ainsi dérivés, qui resteraient appliqués à nu sur leur membrane muqueuse; malaise qui disparaît facilement, en multipliant les doses qui les évacuent, ainsi que je viens de le dire.

C'est alors, mais seulement alors, que les malades commencent à s'apercevoir d'une diminution dans la gravité des symptômes, et que ce malaise, plus supportable, permet un ou deux jours de repos, qu'il ne faut pas prolonger, si on désire profiter avec avantage des effets produits par les moyens déjà employés, et maintenir les petits vaisseaux intestinaux dans les dispositions attractives qu'ils font naître.

En conséquence, c'est un besoin presque indispensable de répéter les doses de ces remèdes quatre et cinq fois la première semaine, quand les maladies sont fortement invétérées, ou qu'une forte dérivation se présente comme le seul moyen de faire disparaître les accidens qui menacent la vie, et de permettre quelques jours de repos, pour reprendre ensuite le traitement comme il a été commencé, sauf à ralentir cette activité les semaines suivantes, et à la supprimer, même totalement, si les effets produits sont suffisans pour consolider la santé.

Cependant, si les maladies existaient depuis long-temps, et si elles avaient été rebelles aux autres méthodes, il faudrait, pour éviter les rechûtes, administrer, de temps à autres, les mêmes moyens, quelquefois deux jours de suite ; ce qui est facilement indiqué aux médecins par la propension que présentent les symptômes à se renouveler.

Mais si ce sont des maladies récentes, dont les causes ne sont pas très intenses, toutes ces précautions sont inutiles ; car, dans ces deux cas, deux ou trois doses suffisent pour les détruire, si elles sont appliquées en temps opportun.

Je sais bien que ce mode de traiter est en opposition formelle avec les méthodes usuelles, et surtout avec celle qui a pour base les sangsues; mais l'expérience, vrai flambeau de la médecine clinique, a fait entendre sa voix bienfaisante ; ses traits de lumière ont pénétré les hommes qui veulent le triomphe des vérités utiles. Les craintes et les conjectures, plus ou moins erronées, doivent disparaitre devant les faits incontestables qui cimentent sa puissance.

Ce sont ces motifs, réunis aux nombreuses observations que ma pratique m'a fournies, qui me font préférer ces espèces d'évacuans ; je les ai constatés si souvent et avec tant de précaution, qu'il m'est bien permis de penser que l'examen impartial des observations que j'offre au public, pourra produire quelque bien à l'humanité. »

A la suite de ces considérations pratiques, M. Lelouis a publié de nombreuses observations de maladies, presque toutes d'une extrême gravité, et guéries au moyen des évacuans. Nous en rapportons quelques-unes.

N° 40. DARTRE VIVE. — M. B. fils aîné, de cette ville, âgé de 28 ans, fut atteint d'une dartre vive qui lui parcourut tout le côté droit de la figure, en la sillonnant depuis l'angle externe de l'œil jusqu'à la commissure des lèvres, du même côté, laissant partout des marques de son acrimonie et surtout à l'aile du nez qu'elle menaçait de ronger et d'y causer une difformité indélébile.

Divers traitemens lui avaient été faits par son médecin, pendant deux ans, sans le moindre succès, malgré qu'ils fussent très méthodiques. Désespérant d'arrêter les ravages que causait cette maladie, il suivit les conseils d'un de ses amis, en se décidant à faire usage de la méthode et des remèdes de Le Roy. Cet ami l'aidant de ses avis, il en prit d'abord quelques doses, qui firent pâlir les traces que la maladie avait laissées. Encouragé par ce petit succès, d'où naquit l'espérance d'une guérison parfaite, il continua son traitement par des doses plus rapprochées, et dans vingt-deux jours de ce traitement auquel il ajouta quelques délayans et un régime approprié, il prit seize doses de ces purgatifs qui ont suffi pour faire disparaître cette *herpétique* qui avait résisté à divers traitemens méthodiquement faits.

Il y a bientôt quatre ans que ce malade a suivi ce traitement, et il ne paraît aucune trace de l'existence de cette maladie, ni aucune propension à se manifester de nouveau. Je le vois tous les jours, satisfait d'un succès qui, dans vingt-deux jours, a fait disparaître une herpétique rebelle à deux ans d'un traitement très méthodique. Cette observation offre une nouvelle preuve de la dépuration obtenue : dépuration qui est presque toujours indispensable dans certaines maladies, dont les causes ne sont pas seulement des irritations, ainsi que le prétendent les médecins physiologistes; elle prouve, en outre que, sans se compromettre, on peut croire encore que certains vices délétères peuvent circuler avec la masse générale des humeurs et qu'on peut les détruire facilement avec les purgatifs méthodiquement administrés.

N° 41. GOUTTE, RHUMATISME GOUTTEUX. — M. B. de cette ville, âgé de 54 ans, d'une forte constitution, et d'un embonpoint considérable, le cou un peu court, exposé depuis plusieurs années à des douleurs de rhumatisme qui avaient l'apparence d'attaques de goutte, fut atteint d'un gonflement au pied droit qui occupait toute cette partie jusqu'aux malléoles, avec rougeur et douleur. Bientôt le genou, la hanche et l'épaule du même côté y participèrent, ainsi que l'œil droit et les muscles du cou qui étaient assez douloureux et ne permettaient de se mouvoir qu'avec une extrême difficulté.

Deux médecins appelés pour donner des secours à ce malade employèrent inutilement tous les moyens de leur art pendant dix à onze mois, sans opérer le moindre allégement à ses maux. La diète, les bains, les sangsues, les douches, les fumigations, les sétons et les cautères furent mis en usage par ces messieurs sans le moindre succès, excepté que les douleurs devinrent un peu moindres seulement. Ce malade, ne pouvant faire que quelques pas à l'aide de béquilles et soutenu par une domestique, désira ardemment la cessation d'une si cruelle position. Les médecins ne lui donnaient que peu ou point d'espérance. Ne sachant que faire, ils l'engageaient à la patience et à se confier pendant quelques mois aux efforts de la nature; faible consolation pour un malheureux podagre qui ne pouvait, en aucune manière, se livrer aux travaux de son état, qui étaient, depuis cette époque, confiés à l'un de ses camarades.

Se regardant abandonné comme incurable et désespérant de trouver du secours dans les faibles moyens de la nature auxquels on l'avait confié, il me fit prier de lui donner mes conseils. Je connaissais son état et la cause; je lui avais dit quelquefois que les moyens qu'on employait ne le guériraient pas. Son récit confirma toutes mes conjectures; et en examinant les parties je les trouvai engorgées et dures, douloureuses et immobiles, compliquées d'embarras dans les facultés mentales et de paralysies aux paupières de l'œil droit. Cet état me paraissant être causé par un engorgement de l'organe cérébral et par une stase dans les parties malades qui s'offraient à mon investigation, je n'hésitai pas à lui proposer les moyens qui m'avaient si bien réussi dans les cas précédens, lesquels avaient avec sa maladie une certaine analogie.

Six jours ne s'étaient pas écoulés depuis le commencement de ce nouveau traitement, que les engorgemens devinrent moins sensibles et permirent aux différentes parties affectées de se mouvoir un peu plus facilement. L'œil et les facultés mentales rétablis dans l'état presque naturel me remplirent d'espérances; et le huitième jour le malade put marcher dans sa chambre sans béquilles. Le même traitement pendant huit autres jours lui permit de se promener dans les rues et de visiter ses amis. Depuis cette époque, sa santé s'est tellement améliorée qu'il a repris ses fonctions, et qu'il se maintient dans cet heureux état par les précautions que je lui ai indiquées.

Pour obtenir un si heureux résultat, je n'ai employé d'autres purgatifs que ceux de Le Roy, un régime tempérant, quelques délayans, et quelques frictions sur les parties engorgées; mais les purgatifs auxquels je dois ce succès ont été répétés cinq fois la première semaine et trois fois chacune des semaines suivantes, de telle sorte que dans vingt jours qu'à duré son traitement, il en a pris quinze doses, dont les effets se faisaient particulièrement sentir par une bonification manifeste dans tous les mouvemens et dans les fourmillemens qu'il ressentait dans chacune des parties lésées.

N° 42. HÉMIPLÉGIE. — Le sieur G., forgeron de l'île d'Oleron, âgé de 69 ans, bien constitué, gros et trapu, ayant le cou court, la tête grosse, d'un tempérament sanguin, se livrant quelquefois avec trop d'excès à la gastronomie, était atteint depuis 18 mois d'une hémiplegie du côté droit: ses facultés mentales tendaient à l'idiotisme; il avait de plus une très grande difficulté à prononcer les mots les plus faciles: c'était la suite d'une attaque D'APOPLEXIE, pour laquelle, depuis l'invasion on n'avait cessé de lui faire des remèdes infructueux.

Etant allé pour affaire dans cette contrée, ce malade me fut présenté; je le trouvai ainsi que je viens de le dire, et je promis à ses parens d'entreprendre de le rappeler à une meilleure santé avec espérances de succès. Pour l'encourager je lui citai quelques-uns des faits contenus dans ce mémoire, et il fut arrêté que son traitement commencerait le premier avril suivant. Pour cet effet, sa femme et son fils vinrent à la Rochelle pour y prendre les remèdes; son traitement fut commencé par le vomitif qui fit beaucoup vomir; il fut suivi par quatre purgatifs sans interruption. Les évacuations par le haut et par le bas furent excessives; elles embrouillèrent la tête, elles renouvelèrent un ancien rhumatisme au bras paralysé. J'avais indiqué deux jours de repos qui servirent à me faire connaître l'état du malade, pour avoir de moi une nouvelle règle de conduite. Je fis augmenter les doses d'une cuillerée, trois jours de suite, et repos jusqu'à de nouveaux avis.

Ces avis furent satisfaisans: le bras, la cuisse, la jambe et le pied commençaient à se mouvoir; la sensibilité se rétablissait d'une manière évidente, la raison était parfaite; l'appétit s'améliorait et l'espérance renaissait chez le malade et dans sa famille. J'avais recommandé au malade un régime modéré, composé d'alimens de facile digestion.

Quatre jours de repos s'étaient écoulés; le traitement fut repris de la même manière, avec les mêmes doses et la même vigueur. Tous les jours nouveaux succès; tous les jours les facultés se *bonifiaient*. Le seizième jour de son traitement ce malade pouvait marcher sans béquilles et se servir de son bras pour essayer à manœuvrer son manteau; trois autres purgatifs achevèrent sa guérison, qui fut complète le 20 avril. Depuis ce temps il ne fait plus usage d'aucun remède et j'ai tout lieu de penser que sa santé se maintient bonne. Il est venu à la Rochelle dans le mois de juillet suivant, pour me remercier de mes conseils; il jouissait de toutes ses facultés et était dans l'enchantement d'un si heureux succès.

N° 43 — VERS INTESTINAUX, SIMULANT UNE GASTRO-ENTÉRITE. — Un enfant de 8 ans, de la commune du Breuil, distante de deux lieues de la Rochelle, fut atteint, au mois de mai dernier, d'une douleur affreuse au creux de l'estomac et aux instestins, avec une soif dévorante, quelques dispositions convulsives et un météorisme considérable. Un médecin, peu éloigné du lieu, ayant besoin de parler au maître de la maison, fut consulté pour ce petit malade, qui lui parut être atteint d'une gastro-entérite des plus dangereuses, et ordonna, sur-le-champ, l'application d'une douzaine de sangsues sur la région épigastrique. Peu disposée à exécuter cette prescription, la mère du malade s'y refusa, ainsi que la maîtresse de la maison. Les accidens allant toujours de mal en pis, l'enfant manifestant quelques envies de vomir, M. L. M., maître de la maison dont je traite quelquefois les malades avec succès, en faisant usage des remèdes de Le Roy, crut apercevoir, dans les symptômes que cet enfant présentait, un besoin de débarrasser l'estomac, par le moyen d'un vomitif. Celui de Le Roy, accepté par la mère, lui fut administré à l'instant même; et une demi-heure ne s'était pas écoulée, que cet enfant rendit par le haut, avec une assez grande quantité de bile infecte, sept vers lombrics de sept à huit pouces de long, tous vivans, et plusieurs selles qui en contenaient quinze de la même espèce un peu moins longs.

Dès cet instant les accidens disparurent; le météorisme cessa; le sommeil vint, pendant deux heures, consolider la santé de ce petit malade qui depuis lors l'a conservée sans aucun symptôme de cette maladie.

Consulté pour ce malade j'ai dû engager la mère à laisser agir la nature après ce succès, bien persuadé que, n'étant plus entravé par les ravages de cette vermine, elle suffirait pour lui rendre une santé parfaite, qu'il possède depuis cette époque.

Je le demande aux amateurs des sangsues : si l'on eût appliqué à ce malade les douze sangsues indiquées, n'auraient-elles pas augmenté ses maux et peut-être causé la mort, en lui emportant intempestivement les principes les plus essentiels de la vie? Et n'est-il pas raisonnable de penser que les *gastro-entérites*, chez les enfans surtout, ont plus souvent, pour causes efficientes, les humeurs détériorées et vermineuses *qu'une irritation* ou *une phlegmasie sans causes indiquées?* Et ces cas, qui se présentent fréquemment chez les enfans comme chez les adultes, ne doivent-ils pas engager les médecins qui ne voient, dans toutes les maladies, que ces irritations phlegmasiques, à mieux les apprécier, afin de ne pas s'exposer à donner, à tort et à travers, des remèdes qui dans la majeure partie des cas sont plus dangereux que les maladies contre lesquelles on les emploie? Les symptômes qui se présentaient chez ce malade ne devaient-ils pas suffire pour faire connaître que la vraie cause était la présence, dans l'estomac et les intestins, de ces *insectes rongeurs*, plutôt que de supposer qu'une inflammation, sans causes conjointes, était le moteur de tous les accidens qui menaçaient sa vie?

N° 44. — CROUP. — Mademoiselle D. fut atteinte du croup, à l'âge de 28 mois. Les accidens étaient si graves que ses parens craignaient de la voir suffoquer à chaque instant. Lorsque j'arrivai auprès d'elle, il y avait déjà douze heures que l'attaque était commencée; sa voix rauque, sa toux ressemblait à celle d'un coq enrhumé et la suffocation dont elle était menacée me firent bientôt connaître la gravité de cette maladie. Le besoin de quelques remèdes qui pussent en arrêter le cours était pressant. Fille unique, d'une très faible complexion, adorée de ses parens qui craignaient, avec assez de raison, une terminaison funeste, tout cet ensemble de causes et d'effets me détermina à employer, sur-le-champ, un vomitif. Celui de LeRoy fut préféré par son petit volume et par sa vertu prompte et active; et je restai auprès de la malade pour juger ses effets, qui ne tardèrent pas à se manifester.

Cette enfant vomit plusieurs fois un peu de bile, quelques glaires et une substance muqueuse un peu épaisse, qui me parut être le cercle inflammatoire qui se forme ordinairement dans la trachée, lorsque ces maladies sont portées à un certain degré.

Je conçus, dès lors, un peu d'espérance. La suffocation paraissant diminuée me confirma dans cette idée, et trois heures ne s'étaient pas écoulées que cette enfant pouvait respirer assez librement, sans qu'elle présentât la voix étrange que j'avais remarquée quand je me rendis près d'elle.

Le reste du jour se passa bien ; elle prit de légers alimens : et le lendemain je lui donnai une petite dose de purgatif, qui opéra à merveille. Sa santé bien rétablie le troisième jour lui permit de reprendre ses amusemens ordinaires ; et depuis cette époque, elle jouit de la meilleure santé. Cette phegmasie, souvent mortelle, n'a pu résister à ses moyens, promptement évacuans et révulsifs ; ils l'ont fait avorter dans vingt-quatre heures en sauvant la malade. Je doute que le système physiologique eût produit de meilleurs et de plus prompts résultats.

N° 45. DEUX AUTRES CAS DE CROUP. — Pendant l'impression de ce mémoire, deux autres petits malades, dans la rue du Ménage, se sont présentés avec les mêmes symptômes, sur lesquels j'ai obtenu les mêmes résultats avec les mêmes moyens. L'un d'eux, a pris cinq fois le vomitif dans vingt heures : et ce n'est qu'à la dernière prise que les accidens ont cessé de menacer sa vie, après avoir rendu le cercle inflammatoire qui causait tous les dangers.

N° 46. CATARRHE. — M. F., de cette ville, âgé de 45 ans, mais d'une texture un peu molle, avec disposition aux engorgemens muqueux, fut atteint d'un catarrhe trachéal. Les symptômes de cette maladie résistaient opiniâtrement depuis quinze jours à l'application des sangsues, à la diète et aux anti-phlogistiques, administrés méthodiquement par un médecin distingué de cette ville. Lassé de ses soins inutiles, ce malade me fit demander mes avis. Il avait douleurs de tête, embarras dans le nez et à la gorge ; il toussait assez fréquemment et d'une manière très fatigante pour la poitrine qui lui semblait être serrée dans un étau ; la bouche était légèrement amère et saburrée, la fièvre presque continue, l'appétit nul ; ses crachats étaient difficiles et sa respiration laissait échapper une odeur qui indiquait une pléthore humorale dans les premières voies.

Ce malade désirait que j'employasse les remèdes de Le Roy; je le satisfis avec plaisir, les regardant très utiles pour l'état où il se trouvait et après le traitement qu'il venait de faire infructueusement. En conséquence, je le fis vomir sur le champ. Le remède produisit tout ce que nous pouvions désirer ; évacuations abondantes de bile, de glaires et de mucus, et diminution dans la gravité des symptômes. Le lendemain, une dose de purgatif, n° 3, nous offrit des résultats qui firent naître l'espérance d'une prompte guérison Le troisième jour, repos. A cette époque, presque tous les symptômes du catarrhe avaient disparu ; l'appétit était revenu ; et le quatrième jour, une seconde dose du même purgatif acheva la guérison de ce malade qui jouit, depuis cette époque, d'une santé parfaite.

N° 47. FIÈVRE ADYNAMIQUE. -- M. G., de cette ville,

âgé de 50 ans, d'un tempérament bilioso-sanguin, ayant le cou très court et un embonpoint assez considérable, fut atteint, lorsque ce recueil était encore sous presse, d'une fièvre adynamique avec engorgement cérébral.

Un médecin distingué de cette ville fut appelé pour lui donner ses soins. Vingt et quelques jours employés sans le moindre succès lui firent facilement apercevoir que tant de résistance et de gravité dans les symptômes de cette maladie indiquait une fin prochaine. Déjà une respiration stertoreuse et un râle pénible, qui sont souvent les sinistres précurseurs du terme de la vie, assiégeaient ce malade. Ne pouvant se dissimuler le danger éminent où il se trouvait, ce médecin en prévint la famille, en lui annonçant qu'il ne passerait pas la nuit, et que peut-être dans deux heures il ne serait plus.

Cette famille, désolée de la perte d'un père tendrement aimé, crut utile de faire une nouvelle tentative médicale. En conséquence, elle voulut essayer la dernière ressource qui lui restait : la médecine Le Roy semblait lui offrir une chance de succès. Elle s'empressa de prier M. Cadot de lui donner quelques secours dans ce moment critique. *Ils étaient tardifs!* mais enfin, un dernier effort est souvent couronné de succès; et, d'ailleurs, que faire de mieux? c'était un dernier moyen qu'on pouvait essayer sans danger, puisque ce malade était condamné.

Ce nouveau médecin ne se dissimulait pas la tâche pénible qu'on lui imposait; mais ne consultant que son zèle, il ne balança pas à lui administrer les remèdes attribués à ce chirurgien. *Le moment était pressant; deux heures plus tard il n'était plus temps.* Il commença par le vomi-purgatif, à dose un peu forte, afin de donner une secousse à la nature. Elle obéit à ce stimulus, et le malade vomit de la bile, des glaires, et rendit, par le bas, des matières infectes en abondance.

Deux heures s'étaient à peine écoulées qu'il fut facile de se convaincre que l'instant qui devait être celui de la mort était précisément celui où, *à l'aide de ce moyen, il recouvrait la vie.*

Le reste du jour continua à offrir quelques espérances; on put lui donner quelques cuillerées de bouillon et un purgatif le soir, qui fournit les mêmes résultats que le vomi-purgatif, et fit de plus recouvrer au malade et la raison et la perspective d'une convalescence prochaine. Ses yeux, jusqu'alors fermés, purent revoir la lumière; et une amélioration sensible dans toutes ses facultés s'étant manifestée, on augmenta la dose de bouillon. Le lendemain, un deuxième purgatif lui fut administré. Satisfait de ses produits et du bien qui en résulta, un potage fut permis au malade.

Dès cet instant tous les dangers étaient passés; il ne lui restait plus que le besoin de fortifier sa convalescence pour recouvrer sa santé ordinaire. Huit jours de soins et d'un régime approprié ont suffi pour cela. Depuis ce moment ce malade jouit d'une bonne santé (1).

A la suite de cette observation, la dernière de son recueil, M. Lelouis ajoute :

Mon but était de prouver que les purgatifs en général, et ceux de Le Roy en particulier, n'étaient ni dangereux, ni meurtriers, et que, dans beaucoup de maladies, ils ne pouvaient produire que de très bons effets : je pense y avoir réussi.

Il m'eût été bien facile de présenter un plus grand nombre de faits plus concluans les uns que les autres ; mais je ne puis croire que ceux qui font la base de ce recueil ne soient assez péremptoires pour empêcher les antagonistes de penser encore que la méthode des sangsues est la méthode par excellence et que toutes les maladies ne sont que des irritations et des phlegmasies qui ne doivent être traitées que par ces *vampires* qui dévorent souvent les malades avant de les plonger dans le tombeau.

Ma raison se refuse à présumer autant d'aveuglement, lorsque l'impuissance de guérir les malades par cette méthode, adoptée sans réflexions par les médecins physiologistes, *présente à chaque instant des incurables*, que celle des purgatifs rend facilement à une santé parfaite.

N° 48 ANKYLOSE ET SUPPURATION DU GENOU.

Monsieur Signoret,

Voilà à peu près le tableau de ma maladie ; ne connaissant pas les termes de la médecine, je mettrai le moins d'étendue possible dans mes explications.

Je suis arrivé jusqu'à l'âge de trente-sept ans sans maladie ; à cette époque, je me mis à dormir vers les onze heures du matin, au soleil ; la grande chaleur me réveilla bientôt, et quatre heures après mon réveil, il me prit un débordement de bile par en bas. J'avais trois lieues à faire pour me rendre chez moi ; j'ai peut-être bien été vingt fois à la selle en faisant ce trajet, qui a duré quatre heures. Je fus pendant quinze jours sujet à cette diarrhée, j'allais au moins vingt fois dans les vingt-quatre heures, et les excrémens avaient une telle odeur qu'on ne pouvait pas les supporter dans ma chambre. Le dévoiement cessa après deux semaines, mais la fièvre se déclara et me tint pendant une quinzaine de jours ; je pris de l'émétique, qui me fit

(1) Il est utile de faire observer (ajoute M. Lelouis) que c'est souvent dans des cas de cette espèce (dans les cas désespérés), que les parens des malades ont recours aux médecins qui administrent ces remèdes, quand le traitement n'a pas été commencé par eux.

beaucoup souffrir et qui n'amena aucune évacuation. Enfin, la fièvre se calma, mais je fus pris par des douleurs qui, pendant quatre à cinq mois, se firent sentir dans les bras, dans les reins, dans la tête (j'avais souvent le torticolis); la hanche gauche fut ensuite le siége de la douleur, qui bientôt se fixa dans le genou gauche et devint très forte. J'essayai plusieurs remèdes de commères; mais le mal augmentant toujours, je consultai M. Chute, médecin à Blois; j'avais alors la jambe croche, je ne marchais depuis un an qu'à l'aide d'un bâton; le genou était très gonflé, et en suppuration à sept ou huit endroits. Ce docteur me dit que l'ankylose était formée, et que si les remèdes qu'il me prescrivait ne faisaient rien, il faudrait me faire l'amputation: ses remèdes me firent beaucoup souffrir, me procurèrent un peu de soulagement, mais ne me guérirent pas. Dans ce moment, je fis connaissance à Blois de votre méthode; je me suis purgé avec les médicamens de Le Roy pendant trois mois, cinq fois chaque semaine, en commençant toutes les semaines par le vomi-purgatif. Au bout de ce temps, je me suis trouvé bien soulagé; je repris courage; les grandes souffrances avaient disparu. Je repris les doses évacuantes trois fois par semaine, pendant trois autres mois; puis, pendant six autres mois, j'en prenais quatre à cinq fois par mois. Enfin, après un an, ma guérison fut complète; je me suis trouvé le genou bien sain, bien libre: par précaution, je pris encore pendant plusieurs mois quelques doses purgatives, et je me suis toujours bien porté depuis cette époque, sauf des indispositions, qui cédèrent bientôt à la purgation à laquelle j'avais de suite recours.

J'ai l'honneur, etc. ETIENNE THIREAU, officier retraité,

Aux Montils, près Blois, le 2 août 1842.

N° 49. TROUBLES DES FONCTIONS DIGESTIVES, CÉPHALALGIE, BATTEMENS DE COEUR, TINTEMENT D'OREILLE, etc.

Monsieur Signoret,

Depuis que j'ai commencé à me servir de la purgation, le mieux s'est montré sensiblement, je me suis traité d'après l'Exposition de la Méthode Purgative que vous m'avez adressée.

Chez moi, la maladie était chronique; j'étais malade depuis trois ans, je souffrais d'un gonflement dans le ventre et dans l'estomac, un malaise profond se faisait sentir à toutes les parties du corps; le cœur me battait avec force; pour peu que je voulusse marcher ou faire quelque exercice, j'avais la tête pesante et un tintement se faisait sentir continuellement; je ne pouvais pas manger, et pour peu que je mangeasse, la digestion ne se faisait pas et me rendait encore plus mal à mon aise.

Aujourd'hui, la position est changée ; après avoir pris quarante deux doses, tant vomitives que purgatives, je me suis trouvé mieux et travaille depuis ce temps-là. Le gonflement a disparu, ainsi que la pesanteur et le tintement de la tête ; l'appétit a repris, la digestion se fait bien et ma santé a été parfaite jusqu'à ce jour.

Agréez, etc. JOUANET,
Propriétaire à Auchamp (Loir-et-Cher).

Le 2 août 1842.

N° 50. RACHITISME, SCROFULES, ETC.

Monsieur Signoret,

Je m'empresse d'accéder au désir que vous manifestez dans votre lettre que M. Berthauld a bien voulu me montrer ces jours derniers. Mais avant de vous entretenir de ma dernière maladie, il sera bon, je pense, de reprendre les choses d'un peu plus haut.

A peine avais-je un mois, que ma mère fut contrainte de me faire allaiter par une nourrice, à cause d'un dépôt de lait qui lui était survenu à un sein. Est-ce le changement de lait, ou est-ce autre chose qui dérangea ma santé ? toujours est-il qu'à l'âge de quinze mois je présentais tous les symptômes décrits par vous à l'article RACHITISME. Après avoir consulté plusieurs médecins, qui lui annoncèrent ma mort prochaine, mon père se décida à me faire prendre la Médecine Le Roy, qui me tira de ce mauvais pas.

J'avais huit ou neuf ans lorsqu'on me vaccina, en vain, cinq fois différentes, et cependant je n'ai pas eu la petite vérole.

J'étais âgé de dix ou onze ans, lorsque je me fatiguai un peu plus que mes forces ne me le permettaient, puisque je restai deux jours sans pouvoir marcher. Depuis cette époque, j'ai toujours boité, mais légèrement. Comme tous les hivers j'avais des engelures, ce fut à elles que l'on attribua mon infirmité. Au printemps de 1839, j'avais quinze ans, lorsque je m'aperçus d'un gonflement survenu à la cheville de mon pied gauche. Le médecin, que je consultai, ordonna une application de sangsues ; puis il me lia le pied avec du galon et arrosa cette ligature avec un dixièmes d'extrait de saturne, dissous dans neuf dixièmes d'eau. Voyant que l'extrait de saturne était insuffisant, il ordonna des frictions mercurielles : ces frictions, qui durèrent quatre mois, eurent pour résultat de faire trembler presque continuellement ma jambe et de l'affaiblir considérablement.

Au mois de janvier 1841, j'étais à Angoulême, lorsque la crampe s'établit dans ma jambe, au-dessous du jarret jusqu'au tendon d'Achille, et y demeura pendant plus de trois semaines. Ce temps écoulé, je ne ressentis aucune douleur nouvelle jusqu'au mois de mai : la faiblesse de ma jambe fut telle alors, qu'elle ne me permit point de faire un seul pas. Le gonflement qui, depuis deux ans, avait son siége auprès de la cheville, se répandit sur tout mon pied, qui était continuellement froid. Le médecin qui me vit ordonna de baigner mon pied dans de l'eau de mauve, et me lia le pied avec de la flanelle qu'il arrosa de vin aromatisé. Il me tint ainsi pendant un mois. Ne voyant aucune amélioration dans mon état, je résolus de venir me faire traiter chez moi. Là, on continua, mais sans succès et pendant un second mois, le traitement prescrit par mon médecin : bains d'herbes fortes, cataplasmes de mie de pain et de vin, douches, frictions d'eau-de-vie saturée de savon ; tout fut employé inutilement ; néanmoins, ma santé générale n'était point dérangée.

Un de nos voisins, qui m'était venu voir, conseilla à mon père de me faire prendre de la Médecine de Le Roy. De cette époque s'ouvre, pour moi, une ère nouvelle. Dans les premiers jours du mois d'août je commençai mon traitement, dans le cours du même mois j'appuyai mon pied, et je marchai avec deux bâtons au lieu de deux béquilles. Durant la première quinzaine de septembre, la tumeur qui avait la consistance d'un os sembla se ramollir et forma, le 18, un bouton, qui perça le surlendemain 20, un peu au-dessous de la cheville du pied gauche. Au commencement de novembre, il en sortit, au-dessus de la même cheville, un second, moins gros que le premier. Etant soulagé par la suppuration, et craignant que la purgation active ne cicatrisât les plaies (1), je les ai laissé suppurer pendant six mois, ayant soin toutefois de prendre trois ou quatre doses par mois ; mais actuellement qu'elles sont bien cicatrisées, je ne me purge que tous les deux ou trois mois.

Tel est, Monsieur, le récit bien succinct du traitement que j'ai suivi neuf mois, et pendant lequel j'ai pris plus de cent doses. Si je marche, si j'ai l'usage de mes jambes, c'est à Le Roy, d'illustre mémoire, que je le dois. Aussi ne cesserai je de bénir son nom, comme celui de mon bienfaiteur. Puisse ma lettre servir à la propagation de sa divine médecine. Je vous permets de faire de ma lettre tel usage qu'il vous plaira.

Agréez, etc. NÉRESTAN GRIMAUX.

Ruffec, le 4 août 1842.

(1) Les craintes de M. Grimaux étaient mal fondées, il pouvait continuer une médication plus active sans qu'il en résultât rien de fâcheux ; au contraire, la guérison aurait été plus prompte.

Imprimerie de FÉLIX MALTESTE et Cie, rue des Deux-Portes-St-Sauveur, 18.

www.ingramcontent.com/pod-product-compliance
Ingram Content Group UK Ltd.
Pitfield, Milton Keynes, MK11 3LW, UK
UKHW020113240726
13926UKWH00011B/1069